Checklisten Pflegeplanung

W0373979

Checklisten Pflegeplanung

3. Auflage

Zusammengestellt von Anna-Luise Jordan und ergänzt von Dr. Petra Becker

Fachliche Gutachten von Jürgen Kluge, Anke Koschel, Birgit Kotte-Laake, Günter Schmitt

Zuschriften an:
Elsevier GmbH, Urban & Fischer Verlag, Hackerbrücke 6, 80335 München
E-Mail: pflege@elsevier.de

Wichtiger Hinweis für den Benutzer

Die Erkenntnisse in Pflege und Medizin unterliegen laufendem Wandel durch Forschung und klinische Erfahrungen. Herausgeber und Autoren dieses Werkes haben große Sorgfalt darauf verwendet, dass die in diesem Werk gemachten therapeutischen Angaben (insbesondere hinsichtlich Indikation, Dosierung und unerwünschter Wirkungen) dem derzeitigen Wissensstand entsprechen. Das entbindet den Nutzer dieses Werkes aber nicht von der Verpflichtung, anhand weiterer schriftlicher Informationsquellen zu überprüfen, ob die dort gemachten Angaben von denen in diesem Werk abweichen und seine Verordnung in eigener Verantwortung zu treffen.

Für die Vollständigkeit und Auswahl der aufgeführten Medikamente übernimmt der Verlag keine Gewähr.

Geschützte Warennamen (Warenzeichen) werden in der Regel besonders kenntlich gemacht (®). Aus dem Fehlen eines solchen Hinweises kann jedoch nicht automatisch geschlossen werden, dass es sich um einen freien Warennamen handelt.

Bibliografische Information der Deutschen Nationalbibliothek

Die Deutsche Nationalbibliothek verzeichnet diese Publikation in der Deutschen Nationalbibliografie; detaillierte bibliografische Daten sind im Internet über http://www.d-nb.de/ abrufbar.

Alle Rechte vorbehalten
1. Auflage 2005
2. Auflage 2009
3. Auflage 2012
© Elsevier GmbH, München
Der Urban & Fischer Verlag ist ein Imprint der Elsevier GmbH.

12 13 14 15 16 5 4 3 2 1

Das Werk einschließlich aller seiner Teile ist urheberrechtlich geschützt. Jede Verwertung außerhalb de engen Grenzen des Urheberrechtsgesetzes ist ohne Zustimmung des Verlages unzulässig und strafbar. Da gilt insbesondere für Vervielfältigungen, Übersetzungen, Mikroverfilmungen und die Einspeicherun und Verarbeitung in elektronischen Systemen.

Um den Textfluss nicht zu stören, wurde bei Patienten und Berufsbezeichnungen die grammatikalisc maskuline Form gewählt. Selbstverständlich sind in diesen Fällen immer Frauen und Männer gemeint.

Planung: Andrea Kurz, München
Projektmanagement: Dagmar Wiederhold, München
Redaktion: Ute Villwock, Heidelberg
Herstellung: Erika Baier, München
Satz: abavo GmbH, Buchloe/Deutschland; TnQ, Chennai/Indien
Druck und Bindung: L.E.G.O. S.p.A. Lavis, Italien
Umschlaggestaltung: SpieszDesign, Neu-Ulm

ISBN Print 978-3-437-27473-2

Aktuelle Informationen finden Sie im Internet unter **www.elsevier.de** und **www.elsevier.com**

Inhaltsverzeichnis

Benutzung der Checklisten

Was ist Pflegeplanung?

Der Pflegeprozess

Um zu verstehen, was Pflegeplanung bedeutet, ist es notwendig den Pflegeprozess zu kennen. Denn die Pflegeplanung ist ein Teil des Pflegeprozesses. Der Pflegeprozess nach Fiechter und Meier besteht aus sechs Schritten:

- Informationen sammeln
- Ressourcen und Probleme finden
- Ziele festlegen
- Maßnahmen planen
- Maßnahmen durchführen
- Überprüfen und verbessern der Pflegeergebnisse.

(Fiechter, V.; Meier, M.: Pflegeplanung. Recom Verlag, Basel 1998.)

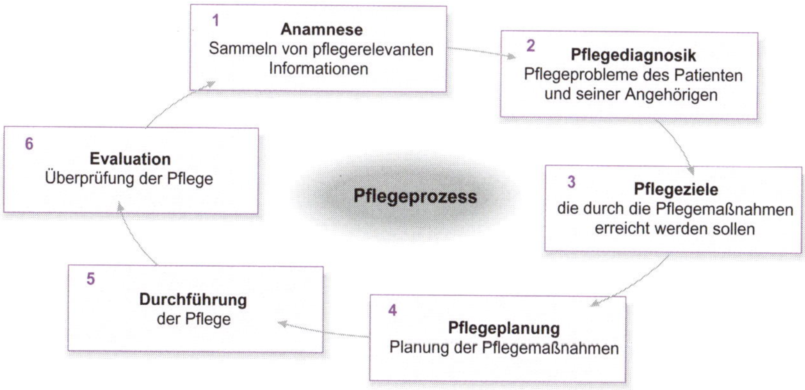
1
Anamnese
Sammeln von pflegerelevanten Informationen
2
Pflegediagnosik
Pflegeprobleme des Patienten und seiner Angehörigen
3
Pflegeziele
die durch die Pflegemaßnahmen erreicht werden sollen
4
Pflegeplanung
Planung der Pflegemaßnahmen
5
Durchführung
der Pflege
6
Evaluation
Überprüfung der Pflege
Pflegeprozess

)er Pflegeprozess. [S. Adler, Lübeck]

Informationen sammeln

Zunächst sammeln die Pflegenden alle pflegerelevanten Informationen über die Situation des Patienten. Dazu nutzen sie die folgenden Quellen:

- Erstgespräch mit dem Patienten bzw. seinen Angehörigen (Anamnese)
- Folgegespräche mit Patienten bzw. Angehörigen sowie spontane Äußerungen
- Beobachtung des Patienten, bei Bedarf mithilfe von Assessmentinstrumenten, z. B. Dekubitusskala oder Mini Nutritional Assessment (Fragebogen)
- Ggf. Pflegeüberleitungsberichte von zuvor betreuenden Pflegediensten oder -einrichtungen, z. B. häusliche Pflege, Pflegeheim
- Dokumentationen von und Gespräche mit anderen Berufsgruppen, z. B. Ärzte, Physiotherapeuten.

Damit diese für den Pflegeprozess und damit auch für die Pflegeplanung wichtigen Informationen nicht verloren gehen, werden sie in der Patientenakte dokumentiert, z. B. auf dem Stammblatt, dem Anamnesebogen oder anderen dafür vorgesehenen Formblättern

Ressourcen und Probleme finden

Mithilfe der gesammelten Informationen schätzen die Pflegenden die **Pflegebedürftigkeit** des Patienten ein. Diese ergibt sich einerseits aus den körperlichen Problemen des Patienten, z. B. aus einer eingeschränkten Mobilität. Andererseits bestimmen aber auch psychische und soziale Probleme die Pflegebedürftigkeit, z. B. Angst vor einer Operation oder fehlende Unterstützung aus dem privaten Umfeld.

Positiv beeinflusst wird die Pflegebedürftigkeit durch die **Ressourcen** eines Patienten. Eine Ressource kann als „Reserve“ bezeichnet werden, die der Patient selbst „mitbringt“ und die von Vorteil ist, um den Zustand des Patienten zu verbessern.

Ein **guter Allgemeinzustand** und ein **guter Ernährungszustand** können Ressourcen sein. Bei der Einschätzung ist es allerdings wichtig, die Parameter, die „hinter“ diesen Aussagen liegen, zu beachten und diese zu bewerten. Zur Beurteilung des Allgemeinzustandes können folgende Parameter herangezogen werden:

- Konstitution
- Körperhygiene
- Mobilität
- Aktivität
- Fähigkeit zur Selbstversorgung

Für die Einschätzung des Ernährungszustandes dienen:

- Gewicht
- Kalorien- bzw. Nahrungszufuhr

- Flüssigkeitszufuhr
- Body-Mass-Index (BMI)

Ebenso wie ein Patient über Ressourcen verfügen kann, kann er aber auch Probleme oder Voraussetzungen „mitbringen", die seinen Zustand zusätzlich negativ beeinflussen.

Ziele festlegen

Alle Informationen, Ressourcen und Probleme des Patienten werden dokumentiert. Auf diese Weise können die Pflegenden **systematisch die Ziele festlegen,** die mit der Pflege erreicht werden sollen. Wichtig ist dabei stets, dass die Ziele für den Patienten erreichbar sind, spezifisch zur Pflegebedürftigkeit des Patienten passen und einen Zeitpunkt für die Erreichung beinhalten. Nur so kann überprüft werden, ob das Ziel wirklich erreicht wurde.

Bei Bedarf unterscheiden die Pflegenden zwischen **Nah- und Fernzielen.** Dabei ist ein Nahziel ein Teilschritt auf dem Weg hin zum Fernziel.

Alle Ziele sollten mit dem Patienten besprochen bzw. gemeinsam mit ihm festgelegt werden. Auf diese Weise kann der Patient die Arbeit der Pflegenden verstehen und selbst daran mitwirken, die gesteckten Ziele zu erreichen.

Maßnahmen planen

Stehen die Ziele, die mit der Pflege des Patienten erreicht werden sollen, fest und sind sie erreichbar, spezifisch und mit einem konkreten Zeitpunkt versehen, so planen die Pflegenden die Pflegemaßnahmen. Dieser Schritt des Pflegeprozesses ist die eigentliche Pflegeplanung.

Von besonderer Bedeutung ist es, die Pflegeplanung genau zu dokumentieren. Um sicher zu sein, dass alle wichtigen Informationen in die Pflegeplanung aufgenommen wurden, ist es hilfreich zu überprüfen, ob die folgenden Fragen mit der Pflegeplanung beantwortet werden können:

- **Welche** Pflegemaßnahme soll durchgeführt werden?
- **Wie** soll die Pflegemaßnahme durchgeführt werden?
- **Wer** soll die Pflegemaßnahme durchführen?
- **Wie oft** und **wann** soll die Pflegemaßnahme durchgeführt werden?
- **Wo** soll die Pflegemaßnahme durchgeführt werden?

Ohne eine systematische Informationssammlung, ohne das Erkennen von Problemen und Ressourcen und ohne festgelegte Ziele entspricht eine Pflegeplanung mit großer Wahrscheinlichkeit nicht den Bedürfnissen des Patienten. Andererseits sind die Informationssammlung, das Erfassen von Problemen und Ressourcen sowie die Bestimmung von Pflegezielen erst dann wirklich sinnvoll, wenn sie als Basis der Pflegeplanung dienen.

Maßnahmen durchführen

In der Pflegeplanung wurden die Maßnahmen festgelegt, die notwendig sind, um das Pflegeziel zu erreichen. Sind die Angaben in der Pflegeplanung detailliert dokumentiert, so ist es für alle beteiligten Pflegenden leicht, die Maßnahmen durchzuführen. Nicht zu vergessen ist dabei, dass sich der Zustand eines Patienten jederzeit verändern kann. Das Entscheidende bei der Durchführung der Maßnahmen ist also, dass sich die Pflegenden einerseits an die Pflegeplanung halten, dass sie andererseits jedoch situativ den Zustand des Patienten erfassen, auf seine aktuelle Situation eingehen und bei Bedarf die Ziele neu stecken und Maßnahmen erneut planen.

Um die geleistete Pflege nachvollziehbar zu machen, **dokumentieren** die Pflegenden alle durchgeführten Pflegemaßnahmen. Dies sollte möglichst **zeitnah** nach der Durchführung geschehen. Weiterhin wichtig ist, dass die zuständige Pflegende die geleisteten Pflegehandlungen mit ihrem Handzeichen abzeichnet.

Überprüfen und verbessern der Pflegeergebnisse

Bei Patienten, die systematisch nach einer Pflegeplanung gepflegt werden, ist es leicht zu erkennen, ob die geplanten Pflegemaßnahmen Erfolg zeigen. Wird ein festgelegtes Ziel jedoch nicht erreicht, so stellt sich den Pflegenden die Frage, ob die geplanten Maßnahmen nicht, nur unregelmäßig oder nicht fachgerecht durchgeführt wurden. Oder wurden gar die falschen Maßnahmen geplant? Mit diesen Informationen gehen die Pflegenden wiederum zur Informationssammlung über bzw. aktualisieren die Informationssammlung.

Warum Pflegeplanung?

Ob im Unterricht oder in der Praxis, ob Auszubildende oder langjährig erfahrene Pflegende: Pflegeplanung ist ein **Bestandteil der täglichen Arbeit** von Pflegenden. Mit Hilfe der Pflegeplanung ist es möglich, systematisch zu arbeiten und die Qualität der geleisteten Pflege zu bewerten.

Dabei geht es **nicht ohne eine schriftliche Dokumentation** der Pflegeplanung. Zwar werden die Informationen über die Patienten in den meisten Einrichtungen am Ende der Schicht mündlich übergeben, bei einer dokumentierten Pflegeplanung ist es den Pflegenden bei Unklarheiten jedoch immer möglich, die aktuell geplanten Pflegemaßnahmen nachzulesen – und mit den anderen Pflegenden „an einem Strang zu ziehen".

Nicht zu vergessen ist, dass es Fälle geben kann, in denen aufgrund von äußeren Umständen die Pflegeziele nicht erreicht werden konnten, z. B. wenn der Patient bewusst auf eine Pflegemaßnahme verzichten möchte, auch wenn ihm die Vorteile dieser Maßnahme verständlich erklärt wurden. Gerade in diesen Fällen ist eine schriftliche Dokumentation, auch aus haftungsrechtlichen Gründen, unbedingt notwendig.

Warum Checklisten zur Pflegeplanung?

Mithilfe der *Checklisten Pflegeplanung* können die Pflegenden auf einen Blick ersehen, ob sie alle relevanten Informationen in Erfahrung gebracht haben. Anschließend können sie auf dieser Basis die Ziele der Pflege – unter Berücksichtigung der individuellen Situation des Patienten – festlegen.

Darüber hinaus lassen sich mittels der Checklisten die Pflegemaßnahmen planen: Sie geben einen schnellen Überblick über alle relevanten Maßnahmen für ein bestimmtes Pflegeziel. Hier ist es wieder möglich, die für den individuellen Patienten passenden Pflegemaßnahmen auszuwählen.

Am Ende jeder Checkliste ist zu ersehen, wie die Pflegergebnisse überprüft werden können. Ein Vergleich mit den gesetzten Zielen hilft zu kontrollieren, welche Pflegemaßnahmen neu überdacht werden sollten oder welche Maßnahmen den gewünschten Erfolg zeigen.

Natürlich kann in diesem Buch nur ein grober Überblick gegeben werden – jede Information, jedes Ziel und jede Maßnahme ist **individuell an den Patienten anzupassen,** denn jeder Patient hat eine andere Krankheitsgeschichte, setzt andere Schwerpunkte in seinem Leben und erlebt Situationen anders. Deshalb muss bei jeder Pflegeplanung **der Patient im Mittelpunkt** stehen – die Checklisten können und wollen nur Anhaltspunkte ein. Sie bieten Ihnen ein Gerüst, um erfolgreich die Pflegeplanung in die Praxis einzuauen.

Viel Erfolg wünscht Ihnen dabei das Lektorat Pflege des Elsevier Urban & Fischer Verages.

Abkürzungsverzeichnis

A

ATL	Aktivitäten des täglichen Lebens
AZ	Allgemeinzustand

B

BE	Broteinheit(en)
BMI	Body-Mass-Index
BZ	Blutzucker
bzw.	beziehungsweise

C

COPD	chronic obstructive pulmonary disease (chronisch obstruktive Lungenerkrankung)

D

d. h.	das heißt

E

evtl.	eventuell
EZ	Ernährungszustand

G

ggf.	gegebenenfalls

I

i.a.	intraarteriell
i.c.	intrakutan
i.m.	intramuskulär
i.v.	intravenös
IE	Internationale Einheit

K

kg	Kilogramm
KHK	Koronare Herzkrankheit

M

max.	maximal
medik.	medikamentös
Min.	Minute(n)
mind.	mindestens
MRSA	Methicillin-resistenter Staphylococcus aureus

O

O_2	Sauerstoff

P

Pat.	Patient
PEG	perkutane endoskopische Gastrostomie
PEJ	perkutane endoskopische Jejunostomie

R

RKI	Robert Koch-Institut
RR	Blutdruck nach Riva-Rocci

S

s.c.	subkutan
SMI	Sustained Maximal Inspiration
Std.	Stunde(n)
Syn.	Synonym

T

TCM	traditionelle chinesische Medizin
tgl.	täglich

U

u. a.	unter anderem

V

v. a.	vor allem

Z

z. B.	zum Beispiel
ZNS	zentrales Nervensystem
ZVD	zentraler Venendruck
ZVK	zentraler Venenkatheter

Abhängigkeit

Unüberwindliches Verlangen nach einer bestimmten Substanz oder nach einem bestimmten Verhalten; syn. Sucht; weiterführende Stichworte: ➤ *Angst, Bewusstseinsveränderung/Bewusstlosigkeit, Depression, Desorientiertheit/Orientierungsstörung, Erbrechen, Gedächtnisstörungen, Halluzinationen, Leberzirrhose, Mangelernährung, Schlafstörungen, Schwindel, Tremor, Übelkeit, Sturzprophylaxe*

Informationen sammeln

- Seit wann besteht die Abhängigkeit?
- Erstaufnahme mit dieser Diagnose?
- Abhängig von welchem Suchtmittel?
  - Alkohol?
  - Medikamente?
  - Sonstige, z. B. Heroin, Cannabis, Kokain, LSD, Schnüffelstoffe, Essen?
- Tätigkeitssucht?
  - Spielsucht?
  - Sexsucht?
  - Internetsucht?
  - Beziehungssucht?

Ursachen

- Angestrebte Verbesserung der Befindlichkeit?
- Bekämpfung störender Wahrnehmungen, z. B. Angst, Depression?
- Wunsch nach reibungslosem Funktionieren in der Gesellschaft?
- Wunsch nach positiven Gefühlen?
- Neugier?
- Psychische Belastungen, z. B. Stress?
- Mangelnde Konfliktbewältigungsstrategien?

Probleme

- Wie macht sich die Abhängigkeit bemerkbar?
  - Nervosität? Reizbarkeit?
  - Konzentrationsschwäche?
  - Gedächtnisstörungen?
  - Orientierungsstörungen?
  - Schlaflosigkeit?
  - Albträume?
  - Angstzustände?
  - Erregungszustände?
  - Weinerliche Affektlabilität?
  - Antriebsarmut?
  - Gangunsicherheit?
  - Augenmuskellähmung?
  - Pupillengröße?
- Bestehen Entzugserscheinungen?
  - Erregungszustände?
  - Schweißausbrüche?
  - Tremor?
  - Fieber?
  - Durchfall? Erbrechen?
  - Kurzatmigkeit?
  - Tachykardie?
  - Tachypnoe?
  - Halluzinatorische Störungen?
  - Psychotische Störungen?
  - Schlafstörungen?
  - Angst?
  - Delir?
  - Krämpfe?
- Einstichstellen?

- Infektionen (Abszesse, Hepatitis, HIV)?
- Erkrankungen von Gehirn, Herz, Abdominalorganen?
- Soziale Auswirkungen: Scham und Angst? Bagatellisieren?
- Fixierung (Rechtslage)?

Ressourcen

- Pat. hat Krankheitseinsicht
- Pat. besucht Selbsthilfegruppen
- Pat. verfügt über ein intaktes soziales Umfeld
- Guter AZ/EZ

Ziele festlegen

- Pat. ist über seine Krankheit informiert
- Pat. ist zum Entzug bereit und möchte dauerhaft abstinent leben
- Das Suchtmittel ist ermittelt
- Entzugserscheinungen sind beseitigt
- Körperlicher Entzug ist erfolgt
- Pat. fühlt sich verstanden
- Pat. hat Lebensorientierung
- Pat. formuliert positive Lebensziele
- Suizidgefahr ist erkannt
- Suchtfolgen auf Gehirn, Herz und Abdominalorgane sind vermieden oder werden frühzeitig erkannt
- Suchtmittelfreie Periode ist verlängert
- Pat. ist dauerhaft abstinent
- Pat. kann angst- und schamfrei über seine Sucht sprechen

Maßnahmen planen

- Entgiftungsphase:
  - Arzt über Entzugssymptome in Kenntnis setzen
  - Pat. zum Entzug motivieren
  - Vitalwerte kontrollieren
  - Schlafkontrolle
  - Medikamente nach Anordnung
  - Auf beginnendes Delir achten
  - Teilnahme an Therapien
- Sonstiges:
  - Klar und offen kommunizieren
  - Mit dem Pat. gemeinsam Ziele festlegen
  - Bei Aggressionen deeskalieren
  - Beim Umgang mit Kränkungen und Trauer unterstützen
  - Auf Suizidankündigungen achten
  - Positive Erinnerungen erfragen
  - Möglichkeiten zum nonverbalen Ausdruck von Gefühlen anbieten
  - Musische Angebote machen
  - Zu Entspannungsübungen raten
  - Tee und Wasser anbieten (… ml Mindestmenge sicherstellen), keinen Kaffee oder schwarzen Tee
  - Ggf. zur Körperpflege anregen
  - Ggf. Sturzprophylaxe
  - Konsequent sein
  - Überforderung vermeiden
  - Auf neuen Suchtmittelkonsum achten
  - Kontrolle Medikamenteneinnahme
  - Ggf. Prophylaxen
  - Entlassungsberatung, Sozialdienst

Ergebnisse prüfen

- Körperlicher Zustand
- Gewicht
- Entzugserscheinungen
- Vitalzeichen
- Psychischer Zustand
- Sozialverhalten
- Krankheitsverständnis, Compliance

Adipositas

Überfluss an Fettgewebe mit einem BMI > 30 kg/m²; syn. Fettleibigkeit, Übergewicht; weiterführende Stichworte: ➤ *Diabetes mellitus, Dyspnoe, Hypercholesterinämie, Hyperglykämie, Immobilität, Intertrigo, Intertrigoprophylaxe, Schwitzen übermäßiges*

Informationen sammeln

- Seit wann besteht Adipositas?
- Was oder wie isst oder trinkt der Pat.
  - Gern?
  - Regelmäßig?
  - Häufig?
  - In großen Mengen?
  - In kleinen Mengen?
  - Mit Widerwillen?
- Wie bereitet sich Pat. die Speisen zu?
- Wie sind die Mahlzeiten über den Tag verteilt?
- Beschäftigt sich der Pat. beim Essen mit anderen Aktivitäten?
- Beruf?
- Vorwiegend sitzende Tätigkeit?
- Wie viel Bewegung?
- In welchen Situationen wird übermäßig gegessen?
- Werden Medikamente regelmäßig eingenommen?

Ursachen

- Physische Ursachen?
- Genetische Ursachen
- Erkrankungen der Schilddrüse?
- Erkrankungen der Hypophyse?
- Emotionale Störungen?
- Sonstige?

Probleme

- Gewicht?
- Taillenumfang?
- Rückenprobleme?
- Größe?
- BMI?
- Gicht?
- Blutdruck/Hypertonie?
- Metabolisches Syndrom?
- Dyspnoe?
- Schlafapnoe-Syndrom?
- KHK?
- Verringerte Leistungsfähigkeit?
- Gesichtsrötung?
- Schwitzt Pat. viel?
- Körperliche Schwäche?
- Venenschwäche?
- Obstipation?
- Diabetes?
- Intertrigo?
- Pilzinfektion?
- Gelenkschmerzen?
- Arthrose?
- Sonstige?

Ressourcen

- Pat. ist zur Gewichtsreduktion bereit
- Guter AZ
- Pat. ist mobil, kann sich gut bewegen
- Intaktes soziales Umfeld
- Sonstige

Ziele festlegen

- Dauerhafte Gewichtsreduktion
- Pat. kennt Folgeerkrankungen von Übergewicht
- Pat. hält Diät konsequent ein
- Pat. kennt die Prinzipien einer gesunden Ernährungsweise
- Pat. kann Diät zu Hause selbstständig durchführen
- Pat. bewegt sich ausreichend und treibt Sport
- Partner/Angehörige sind eingebunden

Maßnahmen planen

- Über die Vorteile einer Gewichtsreduktion beraten
- Kontakt zur Ernährungsberatung herstellen, Angehörige bei Ernährungsberatung einbeziehen
- Ernährungsplan erstellen
- Selbstkontrolle unterstützen, z. B. Tagebuch, evtl. regelmäßige Gewichtskontrolle
- Fastendiät nach Anordnung
- Auf ausreichend Flüssigkeitsaufnahme achten
- Zu hygienischer Körperpflege anleiten, bei Bedarf Unterstützung bei der Körperpflege
- Bei Bettlägerigkeit:
  - Körperpflege
  - Alle Prophylaxen
- Auf Hautprobleme achten, Anleitung zu und/oder Durchführung von einer regelmäßigen Hautbeobachtung
- Pat. zur Bewegung animieren, z. B. Spaziergänge
- Beratung: Stil, Kleidung
- Ggf. Psychotherapie
- Über Sozialdienst Einbindung in Selbsthilfegruppen anbieten
- Entlassungsberatung

Ergebnisse prüfen

- Gewicht (festgelegtes Ziel erreicht?)
- Taillenumfang
- Essverhalten
- Vitalzeichen
- Wohlbefinden
- Krankheitsverständnis, Compliance

Allergie/allergische Reaktion

Spezifische Reaktion des Immunsystems auf bestimmte, eigentlich harmlose Stoffe aus der Umwelt (Allergene); weiterführende Stichworte:
➢ Asthma bronchiale, Ekzem, Juckreiz, Kontaktdermatitis

Informationen sammeln

- Seit wann besteht die Allergie?
- Ist der Pat. in ärztlicher Behandlung?
- Ist das Allergen bekannt?

Ursachen

- Nahrungsmittel?
- Blütenpollen?
- Arzneimittel?
- Haustiere?
- Arbeitsmittel?
- Anderes Allergen?
- Medikamente?
- Reinigungsmittel, z. B. im Haushalt?
- Gefahrstoffe, z. B. am Arbeitsplatz?

Probleme

- Wann erfolgt die Reaktion?
  - Sofort?
  - Anaphylaktischer Schock?
  - Nach Std.?
  - Nach Tagen?
- Ist die Reaktion lokal begrenzt?
- Ist die Reaktion allgemein?
- Wie reagiert Pat.?
  - Hautausschlag?
  - Jucken?
  - Risse der Haut?
  - Blasen?
  - Neurodermitis?
  - Ödeme?
  - Schmerzen?
  - Kurzatmigkeit?
  - Dyspnoe?
  - Asthmaanfall?
  - Herzrhythmusstörungen?
  - Übelkeit?
  - Durchfälle?
  - Fieber?
  - Hitzegefühl?
  - Unruhe?
  - Allgemeines Missbehagen?
  - Augentränen?
  - Bindehautentzündung?
  - Schnupfen?
  - Niesen?
- Schock:
  - Blutdruck?
  - Puls?
  - Bewusstsein?
  - Krämpfe?
- Sonstige?

Ressourcen

- Pat. kennt Allergen
- Pat. kann Kontakt mit Allergen meiden
- Guter AZ/EZ
- Sonstige

Ziele festlegen

- Pat. kennt die Allergene und meidet sie
- Pat. kennt die Symptome und kann sie präzise beschreiben
- Pat. hat einen Allergiepass
- Pat. mit Typ-A-Allergie hat stets eine Notfallausrüstung (Adrenalin oder Glukokortikoid) bei sich
- Pat. ist mit einer Desensibilisierung einverstanden
- Pat. nimmt Psychotherapie in Anspruch
- Pat. kennt die Desensibilisierung

Maßnahmen planen

- Gefahr ausschalten
- Sorgfältige Beobachtung von Vitalzeichen (RR, Puls, Atmung) und Bewusstsein v. a. während der Durchführung von Allergietest oder Suchdiät
- Medikamente nach Anordnung
- Pflege entsprechend der Symptome
- Nur geeignete Pflegeprodukte verwenden
- Kontakt zu Selbsthilfegruppen anbieten
- Ggf. Asthmaschulung anbieten
- Kontakt zur Ernährungsberatung herstellen
- Ggf. Psychotherapie
- Ggf. über Sozialdienst Umschulung anbieten, Arbeitsplatzwechsel

Ergebnisse prüfen

- Haut
- Schleimhaut
- Atemwege
- Gastrointestinaltrakt
- Vitalzeichen
- Gewicht
- Krankheitsverständnis, Compliance

Anämie

Verminderung von Hämoglobinkonzentration, Hämatokrit bzw. Erythrozytenzahl im Blut; syn. Blutarmut; weiterführende Stichworte: ➢ *Appetitlosigkeit, Hämatemesis, Hämaturie, Hypotonie, Infusion, Nasenbluten, Schwindel, Sturzprophylaxe, Teerstuhl*

Informationen sammeln

- Seit wann besteht die Anämie?
- Ist der Pat. in ärztlicher Behandlung?
- Akute oder chronische Anämie?
- Ist die Art der Anämie bekannt?

Ursachen

- Isst Pat. fleischlose Kost?
- Ist eine Eisenresorptionsstörung bekannt?
- Liegt Vitamin-B_{12}-Mangel vor?
  - Brennende, rote Zunge?
  - Gangunsicherheit?
- Leidet Pat. an einer koronaren Herzkrankheit?
- Leidet Pat. an Arteriosklerose?
- Sind chronische Blutungen im Magen-Darmtrakt bekannt? Teerstuhl? Hämatemesis?
- Zustand nach Operation?
- Ist ein Tumor bekannt?
- Ist eine chronische Niereninsuffizienz bekannt?
- Ist eine chronische Entzündung bekannt?
- Ist eine Knochenmarkserkrankung bekannt?
- Ist eine Autoimmunerkrankung bekannt?
- Allergie (Arzneimittelnebenwirkungen)?
- Bei Frauen: starke Menstruationsblutungen?
- Sonstige?

Probleme

- Blässe?
- Kopfschmerz?
- Übelkeit?
- Schlaflosigkeit?
- Hohlnägel?
- Haarausfall?
- Trockene, rissige Haut?
- Veränderte Pulsfrequenz
- Veränderter Blutdruck?
- Schwindel?
- Ohnmachtsanfälle?
- Tachypnoe?
- Helle Schleim- und Bindehäute?
- Frösteln?
- Schwäche?
- Atemnot bei Belastung?
- Konzentrationsstörungen?
- Sehstörungen?
- Ohrgeräusche?
- Sonstige?

Ressourcen

- Pat. verträgt Medikamente
- Die Ursache der Anämie ist bekannt
- Pat. ist orientiert

- Pat. verfügt über intaktes soziales Umfeld
- Guter AZ/EZ
- Sonstige

Ziele festlegen

- Pat. fühlt sich wohl
- Pat. ist über die Krankheit informiert, kennt und akzeptiert die Besonderheiten der Therapie
- Pat. akzeptiert Transfusionen
- Pat. ist belastbar
- Pat. ist über geeignete Ernährung informiert und ernährt sich entsprechend
- Pat. kann am gesellschaftlichen Leben teilnehmen
- Pat. ist über Symptome wie Teerstuhl und Bluterbrechen informiert und weiß zu reagieren

Maßnahmen planen

- Belastungen meiden
- Pat. informieren, sich langsam aufzusetzen
- Pat. ggf. bei tgl. Verrichtungen unterstützen
- Evtl. Hilfsmittel zur Verfügung stellen (z. B. Rollator)
- Individuell angemessene Erholungsphasen ermöglichen
- Umgebung sicher gestalten, um Stürze zu vermeiden
- Hautpflege
- Pflege entsprechend der Grunderkrankung
- Vitalzeichenkontrolle
- Bei Bettlägerigkeit alle Prophylaxen
- Unterstützung bei den Lebensaktivitäten (z. B. Körperpflege)
- Medikamente nach Anordnung
- Bei Erythrozytentransfusionen Pat. nach den Transfusionsvorschriften überwachen
- Beratungsgespräche über:
  - Ernährung, zu Verzehr von Fleisch und Eiern raten, ausreichende Flüssigkeitszufuhr
  - Dauer der Therapie
  - Stuhlverfärbung und Nebenwirkungen

Ergebnisse prüfen

- Wohlbefinden
- Vitalzeichen
- Haut
- Blutwerte
- Belastbarkeit
- Krankheitsverständnis, Compliance

Angst

Gefühl des Unbehagens oder der Furcht, das von einer autonomen Körperreaktion begleitet wird; weiterführende Stichworte: ➢ *Demenz, Depression, Dyspnoe, Hyperventilation, Schlafstörungen, Schmerzen*

Informationen sammeln

- Seit wann bestehen Symptome?
- Ist die Ursache bekannt?
- Nimmt Pat. Medikamente ein?

Ursachen

- Liegen körperliche Krankheiten vor, z. B. Tumor, Schmerzen, Angina pectoris?
- Fühlt Pat. sein Selbstbild bedroht?
- Fühlt Pat. sich religiös bedroht?
- Fühlt Pat. seinen Gesundheitszustand bedroht?
- Fühlt Pat. seinen sozioökonomischen Status bedroht?
- Droht Armut?
- Sind Konflikte bekannt?
- Sind Phobien bekannt?
- Erfolgt Angstübertragung durch eine andere Person?
- Sonstige?

Probleme

- Physische Auswirkungen:
  - Erhöhter Muskeltonus?
  - Tremor?
  - Mimik?
  - Unkontrollierte Bewegungen mit Händen, Armen, Füßen?
  - Auf- und Abgehen?
  - Planlose Aktivität?
  - Redet Pat. viel?
  - Mangelnde Konzentrationsfähigkeit?
  - Gestörte/fixierte Wahrnehmung?
  - Schlafstörungen?
  - Essstörungen?
  - Veränderte Pulsfrequenz?
  - Veränderter Blutdruck?
  - Veränderte Atemfrequenz?
  - Atemnot?
  - Herzrhythmusstörungen?
  - Erweiterte Pupillen?
  - Schweißausbrüche?
  - Blässe?
  - Schwindel?
  - Kopfschmerzen?
  - Bauchschmerzen?
  - Diarrhö?
  - Harndrang?
  - Übelkeit?
- Psychische Auswirkungen:
  - Nervosität?
  - Unfähigkeit sich zu entspannen?
  - Gesteigerte Wachsamkeit?
  - Bebende Stimme?
  - Veränderte Tonlage?
  - Aggressives/autoaggressives Verhalten?
  - Verstummen?
- Gefühl der:
  - Hilflosigkeit?
  - Machtlosigkeit?
  - Wehrlosigkeit?
  - Unzulänglichkeit?

- Suizidgefahr?
- Sonstige?

Ressourcen
- Pat. kann über seine Angst reden
- Pat. kennt die Symptome der Angst
- Pat. hat Bezugspersonen, um sich auszutauschen
- Pat. kennt Bewältigungsstrategien und wendet diese an
- Pat. ist in Selbsthilfsgruppen eingebunden
- Sonstige

Ziele festlegen

- Pat. kennt die Angstursachen
- Pat. lernt und beherrscht Bewältigungsstrategien
- Pat. teilt sich im Gespräch mit, kann über seine Angst sprechen
- Vitalzeichen sind normal
- Pat. verhält sich der Situation entsprechend
- Pat. stimmt der Therapie zu
- Pat. nimmt regelmäßig an den Therapien teil
- Pat. nimmt am gesellschaftlichen Leben teil

Maßnahmen planen

- Versuchen, die Angstursache zu ermitteln und wenn möglich zu beseitigen
- Angst einstufen als leicht, mäßig, schwer, Panik
- Selbstwahrnehmung unterstützen (z. B. Angsttagebuch)
- Feste Bezugsperson
- Aufregung vermeiden
- Pat. immer informieren
- Pat. Angst aussprechen lassen
- Pat. mit angenehmen Dingen beschäftigen
- Möglichkeiten zu nonverbalem Ausdruck schaffen
- Positive Gefühle stärken
- Viele kleine Mahlzeiten anbieten
- Entspannungstechniken empfehlen und anbieten
- Zu therapeutischen Unterstützungsangeboten und Gesprächskreisen raten
- Wichtige Bezugspersonen ermitteln und benachrichtigen
- Medikamente nach Anordnung
- Wenn nötig Schmerzlinderung
- Ggf. Psychotherapie
- Kontakt zu Selbsthilfegruppen anbieten

Ergebnisse prüfen

- Verhalten
- Wohlbefinden
- Vitalzeichen
- Schlaf
- Bewegungen
- Bewusstsein
- Orientierung
- Krankheitsverständnis, Compliance

Anorexia nervosa

Essstörung; syn. Magersucht; weiterführende Stichworte: ➤ *Anämie, Angst, Appetitlosigkeit, Depression, Erbrechen, Ernährungssonden, Flüssigkeitsbilanzierung, Gewichtsverlust, Haut trockene, Hypoglykämie, Hypotonie, Kachexie, Mangelernährung, Obstipation, Obstipationsprophylaxe, Sondenernährung, Übelkeit*

Informationen sammeln

- Seit wann anorektisch?
- Mahlzeiten:
  - Was?
  - Wie viel?
  - Wie oft?
- Leistungsorientierung?
- Selbstansprüche?
- Selbstwertgefühl?

Ursachen

Gestörte Wahrnehmung des Körperschemas mit Gewichtabnahme durch:

- Mangelndes Essen
- Herbeiführen von Erbrechen nach Nahrungsaufnahme
- Einsatz von Appetitzüglern
- Selbstmedikation mit Abführ- und Entwässerungsmitteln
- Extreme sportliche Betätigung

Probleme

- Alter?
- Gewicht?
- Größe?
- BMI?
- Puls?
- Blutdruck?
- Dehydratation?
- Obstipation?
- Amenorrhö?
- Unfruchtbarkeit?
- Anämie?
- Blutzucker?
- Anzeichen von Erschöpfung?
- Depression?
- Suizidalität?
- Übelkeit?
- Magenkrämpfe?
- Sonstige?

Ressourcen

- Pat. kann Hilfe annehmen
- Guter AZ
- Ernährung möglich
- Sonstige

Ziele festlegen

- Pat. erlangt Krankheitseinsicht
- Pat. akzeptiert Therapie
- Pat. akzeptiert eigenen Körper
- Pat. hat ein der Realität entsprechendes Körperbild
- Pat. nimmt an Gewicht zu
- Pat. erreicht ein Zielgewicht von … kg

- Pat. fühlt sich wohl
- Pat. kann in Gesellschaft Nahrung aufnehmen

Maßnahmen planen

- Zielgewicht festlegen
- Notwendige Gewichtszunahme in Zeitabschnitten festlegen
- Nahrungsmenge festlegen und dokumentieren
- Häufige Mahlzeiten in kleinen Portionen
- Lieblingsspeisen herausfinden und anbieten
- Gespräche
- Empfehlen von Psychotherapie
- Überprüfen, dass das Essen nicht versteckt wird
- Versuche, nach dem Essen zu erbrechen, verhindern
- Ggf. Ernährung über Magensonde nach ärztlicher Anordnung, Pflegemaßnahmen bei liegender Ernährungssonde
- Kontrolle von Medikamentengaben
- Gewichtskontrolle
- Entspannungs-Therapien
- Kontakt zu Selbsthilfegruppen anbieten

Ergebnisse prüfen

- Gewicht
- Vitalzeichen
- Wohlbefinden
- Krankheitsverständnis, Compliance

Antikoagulantien (Einnahme)

Einnahme von Gerinnungshemmern; weiterführende Stichworte: ➤ *Hämatemesis, Hämaturie, Herzrhythmusstörungen, Injektion, Nasenbluten, Teerstuhl, Thrombose, Thromboseprophylaxe*

Informationen sammeln

- Seit wann besteht die Antikoagulantientherapie?
- Werden regelmäßige Kontrollen eingehalten?

Ursachen für Antikoagulantientherapie

- Thromboseprophylaxe?
- Grunderkrankungen?
  - Vorhofflimmern (VHF)?
  - Künstliche Herzklappe?
  - Zustand nach Embolie, Infarkt, Schlaganfall?
- Sonstige?

Probleme

- Hämatome?
- Nasenbluten?
- Hämaturie?
- Blut im Stuhlgang?
- Zahnfleischbluten?
- Fieber?
- Bewusstseinsstörung?
- Allergie
- Haarausfall

Ressourcen

- Compliance vorhanden
- Pat. orientiert, kann Medikamente selbstständig einnehmen
- Pat. versteht, warum er das Medikament erhält
- Pat. kann Blutgerinnung selbstständig testen
- Pat. kann auf seine Ernährung achten
- Sonstige

Ziele festlegen

- Blutungen sind vermieden bzw. frühzeitig erkannt
- Pat. kennt die Wirkungen und Nebenwirkungen des Medikamentes
- Pat. weiß bei auftretenden Blutungen, wie er reagieren soll
- Pat. ist über Grunderkrankung und Medikament informiert
- Pat. kennt Empfehlungen zur Lebensführung, z. B. Ernährung
- Pat. besitzt einen Antikoagulantienpass
- Pat. führt ein Gegenmittel bei sich
- Pat. bekommt keine Thrombose/Embolie, Infarkt, Schlaganfall
- Pat. hat einen Blutspiegel im therapeutischen Bereich

Maßnahmen planen

- Achten auf Blutungszeichen:
  - Hämatome
  - Zahnfleischbluten
  - Nasenbluten
  - Blut im Stuhl
  - Blut im Urin
- Regelmäßig Quicktest/INR (bei Cumarinen)
- Pat. über richtige Lebensweise unter Therapie informieren:
  - Cumarine immer zur selben Std. am Tag einnehmen
  - Vergessene Dosis nie nachholen
  - Kein Verletzungsrisiko eingehen
  - Mitführen des Medikamentenausweises
  - Keine Fernreisen in Länder mit ungenügender medizinischer Versorgung
  - Zahnarzt informieren
  - Jeden behandelnden Arzt informieren
  - Verzicht auf verletzungsreiche Sportarten
  - Trocken- statt Nassrasur
- Weiche Zahnbürste benutzen
- Essen:
  - Eher weiche Kost
  - Vitamin-K-haltige Nahrungsmittel, z. B. grünes Gemüse, Salat, Kohl, nur in Normalportionen
  - Keine Medikamente einnehmen, ohne den Arzt zu fragen
  - Regelmäßige Kontrollen
  - Bei Frauen im gebärfähigen Alter: absolut zuverlässige Empfängnisverhütung

Bei Einnahme von Antikoagulantien: keine i.m. Injektionen und kein Aspirin bei Schmerzen.

Ergebnisse prüfen

- Blutkontrolle
- Haut/Schleimhaut
- Urin
- Stuhl
- Krankheitsverständnis, Compliance

Anurie

Harnausscheidung beträgt weniger als 100 ml/m^2 Körperoberfläche in 24 Std.; weiterführende Stichworte: > *Blasenkatheter, Dehydratation/Exsikkose, Dehydratationsprophylaxe, Erbrechen, Flüssigkeitsbilanzierung, Harnverhalt, Infusion, Übelkeit*

Informationen sammeln

- Seit wann bestehen Symptome?

Ursachen

- Liegt eine Harnwegsobstruktion vor (Nierensteine, Harnröhrenverengung)?
- Ist eine Nierenentzündung bekannt?
- Liegen Harnwegsinfekte vor?
- Ist eine Harnröhrenverengung bekannt?
- Werden Medikamente, die Einfluss auf die Nierentätigkeit haben, eingenommen?
- Besteht eine Schwangerschaft?
- Ist eine Prostatavergrößerung bekannt?
- Bei liegendem Dauerkatheter: Ist dieser durchgängig?
- Wie ist die Trinkmenge (Exsikkose)?
- Sonstige?

Probleme

- Ausscheidung:
  - Urinmenge über 24 Std.?
  - Stündliche Urinmenge?
  - Farbe?
  - Spezifisches Gewicht?
- Trinkmenge?
- Vitale Situation:
  - Blutdruck?
  - Pulsfrequenz?
  - Temperatur?
  - Füllungszustand der Halsvenen?
  - Herzrhythmusstörungen?
  - Atemnot?
  - Azidose?
- Mundgeruch?
- Übelkeit?
- Erbrechen?
- Schmerzen?
- Ödeme?
- Dehydratation?
- Hautturgor?
- Schockzeichen?
- Bewusstseinsstörungen?
- Konzentrationsvermögen?
- Sonstige?

Ressourcen

- Pat. ist mobil, selbstständig
- Nieren sind intakt
- Guter AZ/EZ
- Sonstige

Ziele festlegen

- Physiologische Ausscheidung ist wiederhergestellt
- Flüssigkeitshaushalt ist reguliert

- Auswirkungen der Anurie beeinflussen das Wohlbefinden des Pat. nicht
- Keine quälenden Symptome (Luftnot)
- Nierenversagen wird vermieden

Maßnahmen planen

- Flüssigkeitsbilanzierung
- Bei Bettlägerigkeit alle Prophylaxen
- Pflege entsprechend der Grunderkrankung
- Menge und Farbe des Urins beobachten
- Stundenurin
- Spezifisches Gewicht messen
- Kontrolle der Vitalfunktionen
- Mundpflege
- Flüssigkeit anbieten bei Durchfall, Rehydratation (Infusionstherapie)
- Flüssigkeitsreduktion und Diät nach Anordnung
- Ggf. Katheterisierung vorbereiten
- Medikamente nach Anordnung

Ergebnisse prüfen

- Flüssigkeitsbilanz
- Urin
- Vitalzeichen
- Hautturgor
- Krankheitsverständnis, Compliance

Appetitlosigkeit

Mangel an Hungergefühl; weiterführende Stichworte: ➢ *Bauchschmerzen, Depression, Erbrechen, Ernährungssonden, Immobilität, Kachexie, Mangelernährung, Schluckstörungen, Sondenernährung, Übelkeit*

Informationen sammeln

- Wie lange dauert die Appetitlosigkeit bereits an?
- Wie viel isst der Pat. zu einer Mahlzeit?
- Was isst oder trinkt der Pat. ungern, gar nicht?

Ursachen
- Stress?
- Depression?
- Psychische Erkrankung?
- Infektion?
- Chemotherapie?
- Ist ein Tumor bekannt?
- Zustand nach Operation?
- Sonstige?

Probleme
- Gewicht?
- Größe?
- Blutdruck?
- Puls?
- Anzeichen von Erschöpfung?
- Gefühl der Lustlosigkeit?
- Sorgen?
- Übelkeit?
- Aufstoßen?
- Blähungen?
- Völlegefühl?
- Schluckstörungen?
- Schmerzen?
- Ödeme?

Ressourcen
- Lieblingsspeisen, Lieblingsgetränke des Pat. sind bekannt
- Angehörige können diese besorgen
- Guter AZ/EZ
- Pat. ist orientiert
- Sonstige

Ziele festlegen

- Pat. zeigt Interesse am Essen/isst … Mahlzeiten/Tag
- Pat. ist normalgewichtig/erreicht ein Zielgewicht von … kg
- Pat. hat Schmerzen von nicht mehr als 3/10 analog der Numerischen Rangskala

Maßnahmen planen

- Ermitteln und Beobachten des EZ
- Ruhige Atmosphäre schaffen, ohne Störungen durch pflegerische oder ärztliche Maßnahmen während des Essens
- Rituale bzgl. der Nahrungsaufnahme werden erfragt, z. B. Musikhören, in Gesellschaft essen
- Wunschkost ermitteln und bestellen
- Zimmer vor dem Essen lüften

- Auf appetitliche Zubereitung achten
- Kleine Portionen servieren
- Wenn möglich aufrechte Sitzposition einnehmen lassen (evtl. Hilfestellung)
- Pat. Zeit zum Essen lassen (evtl. wieder aufwärmen)
- Ggf. mit Angehörigen sprechen, dass diese Lieblingskost mitbringen
- Medikamentengabe nach ärztlicher Anordnung
- Ggf. Ernährung über Magensonde nach ärztlicher Anordnung
- Ggf. Psychotherapie
- Kontakt zur Ernährungsberatung herstellen

Ergebnisse prüfen

- Ernährungsprotokoll
- Gewicht
- Wohlbefinden
- Vitalzeichen
- Krankheitsverständnis, Compliance

Aspirationsprophylaxe

Maßnahmen, die die Gefahr einer Aspiration (eines Verschluckens) minimieren; weiterführende Stichworte: ➤ *Bewusstseinsveränderung/ Bewusstlosigkeit, Erbrechen, Ernährungssonden, Hämatemesis, Husten, Multiple Sklerose, Parkinsonsyndrom, Pneumonie, Pneumonieprophylaxe, Schluckstörungen, Sondenernährung, Tracheostoma, Übelkeit*

Informationen sammeln

Risikofaktoren für eine Aspiration
- Bewusstseinslage?
- Zustand nach Narkose?
- Übelkeit?
- Erhöhter Magendruck?
- Schluckbeschwerden?
- Unfähigkeit zu schlucken?
- Verminderter Hustenreflex?
- Muss Pat. flach liegen?
- Ernährung per Magensonde oder PEG-Sonde?
- Folgen eines Schlaganfalls?
- Multiple Sklerose?
- Morbus Parkinson?
- Kieferverdrahtung?
- Sonstige?

Probleme
- Husten und Würgen beim Schlucken?
- Erstickungsgefahr
- Keine Kehlkopfbewegung sichtbar/spürbar?
- Nahrungsreste im Mund?
- Heisere Sprache nach dem Essen?
- Gurgelnde Geräusche beim Schlucken?
- Speichelansammlung im Mund?
- Speichelfluss aus dem Mund?
- Rezidivierende Pneumonien?
- Gewichtsverlust?
- Dehydratation?

Ressourcen
- Pat. kann schlucken
- Pat. hat Schutzreflexe
- Pat. ist orientiert
- Pat. kennt und befolgt Maßnahmen zur Vermeidung einer Aspiration
- Guter AZ/EZ
- Sonstige

Ziele festlegen

- Pat. aspiriert nicht
- Pat. kann beschwerdefrei schlucken
- Pat. hat funktionierende Schutzreflexe wie Husten und Würgen
- Pat. kann ungehindert atmen

Maßnahmen planen

- Schere in unmittelbarer Reichweite bei Kieferverdrahtung
- Hilfestellung bei Nahrungsaufnahme
- Pat. viel Zeit zum Essen und Trinken geben
- Aufrechte Sitzposition beim Essen

- Korrekten Sitz der Zahnprothese sicherstellen
- Konsistenz der Nahrung ggf. mit Logopäden absprechen
- Schlucktraining (Logopädie)
- Flüssigkeiten ggf. eindicken
- Beim Essen anwesend sein
- Pat. soll beim Essen möglichst nicht sprechen
- Langsame Nahrungsapplikation bei Gabe über Magen- bzw. PEG-Sonde
- Nahrungsapplikation bei Gabe über Magen- bzw. PEG-Sonde in sitzender Position oder mind. 30°-Oberkörperhochlagerung
- Hilfestellung beim Erbrechen
- Evtl. stabile Seitenlage
- Mundpflege; wenn möglich nach jeder Mahlzeit Zähne putzen (lassen)
- Nahrungsreste aus dem Mundraum entfernen
- Schriftliches Informationsmaterial empfehlen
- Kontakt zu Selbsthilfegruppen anbieten
- Weitere Therapien mit Pat./im therapeutischen Team gemeinsam planen, z. B. Ergotherapie, Physiotherapie, Logopädie
- Kontakt zur Ernährungsberatung herstellen

Ergebnisse prüfen

- Schlucken
- Atemfrequenz
- Atemgeräusche
- Vitalzeichen
- Wohlbefinden
- EZ/Gewicht
- Temperatur
- Krankheitsverständnis, Compliance

Asthma bronchiale

Chronisch entzündliche Erkrankung der Atemwege; syn. Bronchialasthma; weiterführende Stichworte: > *Allergie/allergische Reaktion, Angst, Bronchitis, Dyspnoe, Husten, Pneumonie, Pneumonieprophylaxe, Schmerzen, Ventilationsstörungen*

Informationen sammeln

- Seit wann ist Asthma bekannt?
- Wie lange dauert ein Anfall?
- Wie oft tritt ein Anfall auf?
- Wann zuletzt?
- Wie läuft ein Anfall erfahrungsgemäß ab?

Ursachen

- Sind Allergien bekannt?
- Kälteexposition?
- Infektionen, z. B. der Atemwege?
- Asthma in der Familie?
- Unerwünschte Wirkungen von Medikamenten?
- Einwirkung giftiger Stoffe?
- Reflux?
- Sonstige?

Probleme

- Angst?
- Puls?
- Ausatmung verlängert?
- Pfeifender Atem?
- Hustenreiz?
- Zyanose?
- Atemfrequenz?
  - Erhöht?
  - Verlangsamt?
  - Unregelmäßig?
- Unruhe?
- Dyspnoe?
- Sprachschwierigkeiten?
- Glasiges Sekret?
- Sonstige?

Ressourcen

- Pat. kennt Krankheit und deren Ursache
- Pat. ist medikamentös gut eingestellt
- Pat. kann Medikamente selbstständig einnehmen
- Pat. kann sich während eines Anfalls helfen
- Pat. führt ein Protokoll oder Patiententagebuch
- Guter AZ/EZ
- Sonstige

Ziele festlegen

- Pat. atmet ruhig und beschwerdefrei
- Pat. kann Sekret abhusten
- Pat. kann die Medikamente (Sprays) selbstständig und sicher anwenden
- Pat. weiß, wie ein Anfall vermieden werden kann
- Pat. kann sich bei einem Anfall angemessen verhalten

Maßnahmen planen

- Enge Kleidung entfernen
- Fenster öffnen
- Aufrecht lagern, Oberkörper hochlagern, ggf. an Bettkante setzen
- Patientenschulung zum Thema Asthma
- Allergene ausschließen
- Kalte Luft ausschließen
- Körperliche Anstrengung und Stress ausschließen
- Vitalzeichenkontrolle
- O_2-Gabe nach Anordnung
- Medikamente nach Anordnung
- Anleitung zum fachgerechten Umgang mit Medikamentenapplikatoren
- Nach Gabe von Dosieraerosol oder Inhalation Zähne putzen lassen oder Mundpflege durchführen
- Raucherentwöhnung
- Ernährungsberatung
- Kontakt zu Selbsthilfegruppen herstellen
- Ggf. Psychotherapie

Bei bekanntem Asthma bronchiale: kein Aspirin geben.

Ergebnisse prüfen

- Anfälle
- Vitalzeichen
- Hautfarbe
- Trinkmenge
- Infektionen
- Allergien
- Krankheitsverständnis, Compliance

Bauchschmerzen

Schmerzen im Bauchraum; syn. Abdominalschmerzen, abdomineller Schmerz; weiterführende Stichworte: > *Appetitlosigkeit, Blähungen, Diarrhö, Erbrechen, Fieber, Gastritis, Hämatemesis, Harnverhalt, Harnwegsinfektion, Hepatitis, Leberzirrhose, Obstipation, Obstipationsprophylaxe, Schmerzen, Teerstuhl, Übelkeit, Zystitis*

Informationen sammeln

- Seit wann bestehen Schmerzen?
- Wann treten diese auf?
- Wie zeigen sich die Schmerzen (Schmerzart)?
- Wo tritt der Schmerz genau auf?
- Nimmt Pat. Medikamente ein?

Ursachen
- Nahrungsaufnahme?
- Vorerkrankungen bekannt (z. B. Tumor, Erkrankungen der Abdominal- und Geschlechtsorgane, Herzprobleme)?
- Zustand nach Bauchoperation?
- Urinausscheidung?
- Trauma?
- Bei Frauen: Schwangerschaft (Eileiter)?
- Sonstige?

Probleme
- Beschaffenheit der Bauchdecke?
- Wie zeigt sich der Schmerz?
  - Krämpfe?
  - Koliken?
  - Ausstrahlung?
  - Druckschmerz?
  - Abhängig von Bewegung?
  - Abhängig von Ruhe?
  - Abhängig von Nahrungsaufnahme?
  - Abwehrspannung?
- Darmgeräusche?
- Veränderungen der Nahrungsaufnahme (Appetitlosigkeit, Übelkeit, Erbrechen, unregelmäßige Nahrungsaufnahme)?
- Veränderungen des Stuhls (z. B. Diarrhö, Obstipation, sichtbares Blut)?
- Veränderungen des Urins (Harnverhalt, blutiger Urin)?
- Bei Frauen: vaginale Blutung?
- Psychische Befindlichkeit (Unruhe, Bewusstseinsveränderung)?
- Vitalfunktionen (Blutdruck, Atmung, Pulsfrequenz, Temperatur)?
- Sonstige?

Ressourcen
- Pat. kann Schmerzen beschreiben
- Pat. ist orientiert
- Guter AZ/EZ
- Sonstige?

Ziele festlegen

- Pat. hat physiologische Magen-Darm-Funktion
- Pat. ist schmerzfrei oder hat Schmerzen von nicht mehr als 3/10 analog der Numerischen Rangskala

- Pat. hat ausgeglichenen Flüssigkeitshaushalt
- Pat. hat einen angemessenen BMI

Maßnahmen planen

- Schmerzmanagement durchführen
- Überwachung (Bewusstsein und Vitalzeichen)
- Bei Bettlägerigkeit alle Prophylaxen
- Bei erhaltenem Bewusstsein Pat. nach Wunsch (evtl. schmerzentlastend) lagern, z. B. Oberkörper erhöht
- Hilfestellung beim Erbrechen
- Beim Gang zur Toilette unterstützen
- Bei Harnverhalt Triggertechniken einsetzen (z. B. Wasserhahn am Waschbecken aufdrehen, suprapubische Berührung)
- Arztanordnungen ausführen (Magensonde, Medikamente , O_2, Nahrungs- und Flüssigkeitskarenz, Diät)
- Beobachtung der Ernährung und Unterstützung bei der Nahrungsaufnahme:
  - Ernährungsprotokoll anlegen
  - Ggf. Wunschkost
  - Viele kleine Mahlzeiten
  - Kein Kaffee
  - Kein Alkohol
- Bei Bewusstlosigkeit Seitenlage
- Langfristig Übergewicht reduzieren
- Intimsphäre des Pat. beachten
- Pflegemaßnahmen entsprechend der Grundkrankheit
- Ernährungsberatung anbieten

Ergebnisse prüfen

- Wohlbefinden
- Schmerz
- Vitalzeichen
- Stuhlgang
- Ernährung
- Bauchdecke (Muskeltonus)
- Darmgeräusche
- Schonhaltung
- Krankheitsverständnis, Compliance

Bewegungseinschränkung

Einschränkung der Beweglichkeit eines oder mehrerer Gelenke; weiterführende Stichworte: ➤ *Bewusstseinsveränderung/Bewusstlosigkeit, Gelenksteifigkeit, Gicht, Hemiparese/Hemiplegie, Immobilität, Infektion, Kontraktur, Kontrakturenprophylaxe, Lähmung, Multiple Sklerose, Rheumatische Erkrankungen, Schmerzen, Spastik, Spitzfuß, Sturzprophylaxe*

Informationen sammeln

- Seit wann bestehen Symptome?
- Grad der Einschränkung?
- Eingeschränkte Beweglichkeit in welchen Gelenken?

Ursachen

- Schmerzen?
- Operationswunden?
- Kontrakturen?
- Narben?
- Trauer und Sorgen?
- Lähmungen (Plegie, Paralyse, Parese)?
- Erkrankungen des Bewegungsapparates?
  - Arthrose?
  - Osteoporose?
  - Skoliose?
  - Kyphose?
  - Morbus Bechterew?
  - Gicht?
  - Rheuma?
  - Operationen (Gelenkersatz nach Oberschenkelhalsfraktur)
- Gehirnerkrankungen?
- Folgen eines Schlaganfalls?
- Multiple Sklerose?
- Sonstige?

Probleme

- Lage im Bett?
- Sitzstabilität?
- Standstabilität?
- Körperhaltung?
- Gangbild?
- Sturzgefahr
- Stereotype Bewegungen?
- Schmerzen?
- Schonhaltung?
- Spastiken?
- Immobilität?
- Knochenabbau
- Schwellung der Gelenke?
- Sonstige?

Ressourcen

- Pat. hat Teil-/Rest-Bewegungsmöglichkeiten
- Gelenke sind (voll) beweglich
- Physiologischer Muskeltonus
- Pat. ist motiviert, sich zu bewegen
- Guter AZ/EZ
- Sonstige

Ziele festlegen

- Pat. bewegt sich seinen Fähigkeiten entsprechend
- Pat. bewegt sich/liegt so entspannt wie möglich

- Schmerzfrei so häufig wie möglich
- Pat. führt tgl. Verrichtungen so weit wie möglich selbstständig durch
- Pat. erleidet keine Komplikationen und keine Folgeerkrankungen
- Pat. weiß, wie er sich selbst helfen kann und was ihm gut tut

Maßnahmen planen

- Unterstützung bei der Mobilisation
- Lagerungshilfen im Bett
- Sturzprophylaxe (Stolperfallen entfernen etc.)
- Unterstützung bei tgl. Handgriffen und Bewegungen
- Bereitstellung von Hilfsgeräten (z. B. Gehhilfe)
- Expertenstandard Schmerzmanagement anwenden
- Kontakt zu Selbsthilfegruppen anbieten
- Pflegemaßnahmen und Prophylaxen entsprechend der Grundkrankheit
- Bei Bettlägerigkeit alle Prophylaxen
- Spezielle Pflegekonzepte wie Bobath-Konzept oder Kinästhetik anwenden
- Kontrakturenprophylaxe (Bewegungsübungen aktiv, passiv oder assistiv nach Anordnung durchführen)
- Einsatz von Schienen nach Anordnung
- Weitere Therapien mit Pat./im therapeutischen Team gemeinsam planen, z. B. Ergotherapie, Physiotherapie
- Entlassungsmanagement

Ergebnisse prüfen

- Gangbild
- Haltung
- Bewegungen
- Schmerzen
- Wohlbefinden
- Entzündungszeichen
- Gelenke
- Krankheitsverständnis, Compliance

Bewusstseinsveränderung, Bewusstlosigkeit

Störung der Bewusstseinsinhalte, z. B. der Orientierung; weiterführende Stichworte: ➤ *Abhängigkeit, Demenz, Depression, Desorientiertheit/Orientierungsstörung, Epilepsie, Gedächtnisstörungen, Halluzinationen, Hypoglykämie, Parkinsonsyndrom, Sturzprophylaxe*

Informationen sammeln

- Seit wann liegen Bewusstseinsveränderungen vor?
- Wie zeigt sich die Bewusstseinsveränderung?

Ursachen
- Schlaganfall?
- Vergiftungszeichen?
- Stoffwechselentgleisung (Diabetes)?
- Hirntumor?
- Alzheimer-Krankheit?
- Durchblutungsstörungen?
- Hirnblutung?
- Abhängigkeit?
- Schock?
- Krampfanfälle?
- Muskeltonus?
- Schluckstörungen?
- Dehydratation?
- Lungeninsuffizienz?
- Narkosefolge?
- Leidet Pat. an Depressionen?
- Halluzinationen?
- Synkopen?
- Sonstige?

Probleme
- Sind diese akut oder schleichend aufgetreten?
- Benommenheit?
- Somnolenz?
- Apathie?
- Erstarrung (Stupor)?
- Ist Pat. schläfrig?
- Ist Schwerhörigkeit ausgeschlossen?
- Öffnet Pat. die Augen?
  - Spontan?
  - Auf Ansprache?
  - Auf Schmerzreiz?
  - Gar nicht?
- Wehrt Pat. Schmerz ab?
  - Gezielt?
  - Ungezielt?
- Wahrnehmungsstörungen?
- Desorientierung (zeitlich, örtlich, zur Person)?
- Ist die Orientierung beeinträchtigt?
- Spricht der Pat. zusammenhanglos?
- Äußert der Pat. unverständliche Laute?
- Fehlen oder sind verändert:
  - Reaktion auf Reize?
  - Handeln?
  - Denken?
  - Reflexe?
  - Sensibilität?
  - Mobilität?
- Pulsfrequenz? Blutdruck?
- Temperatur?
- Fachsprache?
- Sonstige?

Ressourcen
- Pat. ist ansprechbar
- Pat. antwortet auf Fragen
- Pat. ist in der Lage, zu planen und zu steuern
- Pat. ist in der Lage, sich für oder gegen etwas zu entscheiden
- Pat. ist in der Lage, Anweisungen zu befolgen
- Guter AZ/EZ
- Sonstige

Ziele festlegen

- Das Ausmaß der Bewusstseinsveränderung ist bekannt
- Die Gefährdung des Pat. durch die Bewusstseinsveränderungen ist erkannt
- Vertrauensvolle Beziehung zwischen Pat., Angehörigen und therapeutischem Team
- Wahrnehmungsverlust wird durch pflegerische Intervention vermieden oder reduziert

Maßnahmen planen

- Beobachtung des Bewusstseins (engmaschige Kontrolle)
- Sturzprophylaxe
- Bei Bettlägerigkeit alle Prophylaxen
- Ansprache des Pat.
- Beachten, dass Bewusstlose hören können
- Beachten, dass Bewusstlose Schmerzen empfinden
- Intimsphäre achten
- Biografiearbeit
- Reizüberflutung vermeiden, auch bei Bewusstlosen
- Gezielte Stimulation zur Hebung des Bewusstseins, z. B. Basale Stimulation®
- Vitalzeichen kontrollieren
- Arztanordnungen ausführen (Medikamente, Sonden- oder parenterale Ernährung)
- Unterstützung bei den Lebensaktivitäten (Ernährung, Bewegung, Ausscheidung etc.)
- Körpernahe Wohlfühlangebote (z. B. Massage, therapeutisches Berühren, Rooming-in, Einsatz von Tieren, Schaukelmatte)
- Körperferne Wohlfühlangebote (z. B. Lichttherapie, Zuwendung, Sicherheit, Ansprache, Dasein, Zeit haben, Musiktherapie)

Bei plötzlicher Bewusstlosigkeit Arzt rufen!

Ergebnisse prüfen

- Bewusstseinslage
- Vitalzeichen
- Flüssigkeitsbilanz
- EZ
- Orientierung
- Krankheitsverständnis, Compliance

Blähungen

Ansammlung unangenehmer Mengen Luft im Darm; syn. Meteorismus; weiterführende Stichworte: ➤ *Bauchschmerzen, Diarrhö, Erbrechen, Ernährungssonden, Gastritis, Hyperventilation, Obstipation, Reizdarmsyndrom, Schmerzen, Sondenernährung, Übelkeit*

Informationen sammeln

- Seit wann?
- Wie stark?
- Ernährungsgewohnheiten?
- EZ?

Ursachen
- Nahrungsunverträglichkeiten?
- Blähende Nahrungsmittel?
- Ist eine Lebererkrankung bekannt?
- Funktionelle Darmerkrankung (Morbus Crohn, Colitis ulcerosa)?
- Sonstige?

Probleme
- Gewicht?
- Vitaminmangel?
- Durchfall?
- Fettstuhl?
- Ödeme?
- Schmerzen?
- Schwächegefühl?
- Sonstige?

Ressourcen
- Pat. meidet selbstständig blähende Nahrungsmittel
- Pat. kann Winde kontrolliert ablassen
- Guter AZ/EZ
- Pat. kann sich bewegen, ist selbstständig
- Sonstige

Ziele festlegen

- Pat. hat möglichst wenig Blähungen
- Pat. fühlt sich wohl
- Pat. kennt die Ursachen für seine Blähungen
- Ursächliche Erkrankungen werden therapiert

Maßnahmen planen

- Keine blähenden Nahrungsmittel, z. B. Zwiebeln, Hülsenfrüchte
- Kohlensäurefreie Getränke
- Tee, z. B. Kümmel, Fenchel, Ingwer
- Diät nach Anordnung
- Lokale Wärmebehandlung
- Kolonmassage
- Medikamente nach Anordnung, z. B. Lefax®
- Auf Kaffee verzichten
- Ggf. auf Anordnung Darmrohr legen

Ergebnisse prüfen

- Wohlbefinden
- Darmgeräusche
- Schmerzen
- Krankheitsverständnis, Compliance

Blasenkatheter

Ein in die Harnblase geführter Schlauch aus Kunststoff zur Ableitung von Urin; weiterführende Stichworte: ➤ *Anurie, Dehydratation/Exsikkose, Dysurie, Flüssigkeitsbilanzierung, Hämaturie, Harninkontinenz, Harnverhalt, Harnwegsinfektion, Herzinsuffizienz, Kontinenzförderung, Ödem, Polyurie, Schmerzen*

Informationen sammeln

- Warum liegt der Katheter?
- Wie lange liegt der Katheter schon?
- Liegt der Katheter dauerhaft oder vorübergehend?
- Welche Art der Harnableitung (transurethral oder suprapubisch) liegt vor?
- Welches Kathetermaterial ist vorhanden (Silikon, Silikon-Latex, PVC, Bettbeutel/Beinbeutel, Katheterstärke)?

Ursachen
- Prostatahypertrophie?
- Schwellungen nach Operationen im Unterleib?
- Tumore?
- Restharn?
- Zur Flüssigkeitsbilanzierung im Rahmen der Intensivpflege?
- Sonstige?

Probleme
- Infektionszeichen?
- Infektionshäufigkeit?
- Schmerzen?
- Wechselintervall?
- Urin?
  - Farbe?
  - Menge?
  - Beimengungen?
- Sonstige?

Ressourcen
- Pat. ist orientiert und versteht Notwendigkeit des Katheters
- Indikation für Katheter nur vorübergehend
- Guter AZ/EZ
- Sonstige

Ziele festlegen

- Pat. kennt seine Katheterindikation und akzeptiert die Notwendigkeit der Anlage
- Pat. kennt das Infektionsrisiko des Katheters
- Pat. beherrscht die sichere (Infektionsrisiko mindernde) Umgehensweise mit dem Katheter
- Selbstständigkeit und Mobilität des Pat. sind erhalten
- Urin fließt ungehindert ab
- Veränderungen des Urins werden sofort erfasst

- Komplikationen (Infektion, Verletzungen) werden verhindert bzw. frühzeitig erkannt

Maßnahmen planen

- Pat. ausreichend (… Liter/Tag) zu trinken anbieten (bzw. Infusion beobachten), Trinkprotokoll
- Streng aseptische Bedingungen bei Manipulationen am Katheter
- Empfehlungen zur Prävention und Kontrolle Katheter-assoziierter Harnwegsinfektionen des Robert Koch-Instituts (RKI) werden umgesetzt.
- 1-mal tgl. und bei Bedarf Intimpflege
- Inspektion des Katheters (Borken, Durchgängigkeit)
- Suprapubischen Katheter evtl. mit Pflaster an der Haut fixieren, um Zug in der Blase und Verletzungen zu verhindern
- Darauf achten, dass der Schlauch nicht abgeknickt oder komprimiert ist (RKI)
- Verbindung zwischen Katheter und Urindrainagesystem nicht trennen (RKI)
- Muss die Verbindung zwischen Katheter und Urindrainagesystem getrennt werden, Verbindungsstelle desinfizieren (RKI)
- Urindrainagesystem immer unterhalb Blasenniveau halten (RKI)
- Katheter nicht über einen längeren Zeitraum abklemmen (RKI)
- Bei suprapubischer Blasendrainage steriler Verbandswechsel nach Anordnung/hausinternem Standard
- Blasentraining nur nach strenger Indikationsstellung bei liegendem transurethralem Katheter
- Lage eines suprapubischen Katheters tgl. kontrollieren
- Desinfektion der Ablassstelle vor und nach dem Ablassen

Ergebnisse prüfen

- Temperatur
- Flüssigkeitsbilanz
- Schmerzen
- Hygienische Bedingungen
- Krankheitsverständnis, Compliance

Bronchitis

Akute oder chronische Entzündung der Bronchialschleimhaut; weiterführende Stichworte: ➤ *Asthma bronchiale, Chronisch obstruktive Lungenerkrankung (COPD), Dyspnoe, Fieber, Grippe, Pneumonie, Pneumonieprophylaxe, Schmerzen, Ventilationsstörungen*

Informationen sammeln

- Seit wann hat der Pat. Bronchitis?
- Handelt es sich um eine akute oder chronische Bronchitis?
- Ist es die erste Bronchitis?

Ursachen
- Rauchen?
- Erkältung/Grippe (Virusinfektion)?
- Obstruktion?
- Aspiration?
- Allergien?
- Sonstige?

Probleme
- Husten?
- Auswurf?
  - Menge?
  - Geruch?
  - Beschaffenheit?
- Schnupfen?
- Schwächegefühl?
- Kopfschmerzen?
- Halsschmerzen?
- Gliederschmerzen?
- Bewusstseinsstörungen?
- Unruhe?
- Bläulich verfärbte Haut?
- Uhrglasnägel?
- Trommelschlägelfinger?
- Pulsfrequenz?
- Blutdruck?
- Atmung?
  - Frequenz?
  - Rhythmus?
  - Tiefe?
  - Geräusche?
  - Atemnot?
- Temperatur?
- Aspirationszeichen?
- Sonstige?

Ressourcen
- Pat. kann selbstständig abhusten
- Guter AZ/EZ
- Keine weiteren Erkrankungen bekannt
- Pat. ist medikamentös gut eingestellt
- Pat. kann sich selbstständig bewegen
- Sonstige

Ziele festlegen

- Fieber ist gesenkt
- Atmung ist ruhig und beschwerdefrei, Lungenfunktion bleibt erhalten, wird gefördert
- Sekrete werden abgehustet
- Pat. kennt die Infektionsrisiken
- Pat. ist über die Grippeimpfung informiert

- Pat. ergreift Maßnahmen zur Stärkung des Immunsystems
- Pat. kennt seine Allergene und meidet sie
- Pat. weiß, dass Schlaf- und Beruhigungsmittel das Atemzentrum hemmen können
- Pat. kennt Risiko des Rauchens und ist rauchfrei

Maßnahmen planen

- Beratung zur Rauchentwöhnung
- Nikotinkarenz
- Bettruhe
- Maßnahmen zur Fiebersenkung
- Ausreichend zu trinken anbieten
- Sekretlösende Maßnahmen
- Gerüche und Aromen zur Anregung der Atmung anbieten
- Unterstützung beim Abhusten
- Gegen geschlossene Lippen husten lassen
- Atemtechniken einüben, z. B. Lippenbremse, Einatmen über die Nase
- Bauchatmung empfehlen
- Bei Dyspnoe atemerleichternde Haltung, z. B. Kutschersitz, Rücken gerade halten lassen, Oberkörper und Taille beweglich
- Oberkörperhochlagerung
- Für viel frische Luft sorgen
- Für Wärme sorgen (Raum und Körper)
- Keine einengende Kleidung
- Keine blähenden Speisen
- Stress vermeiden
- Arztanordnungen ausführen (Einreibungen, O_2-Gabe, Medikamente, Vibrationsbehandlung, Physiotherapie)
- Atmung beobachten
- Hygieneregeln beim Umgang mit Sputum beachten:
  - Kontamination vermeiden
  - Einmalhandschuhe
  - Müllbeutel für Papiertücher direkt am Bett
- Informations- und Beratungsgespräche
- Zu Bewegung und Aktivität im Rahmen der Möglichkeiten anregen
- Ggf. Gewichtsreduktion
- Schlucktraining (Logopädie) bei Aspirationsgefahr
- Ggf. Nahrung und Getränke eindicken
- Atemstimulierende Einreibungen (ASE) anbieten

Ergebnisse prüfen

- Atmung
- Bewusstseinszustand
- Vitalzeichen
- Husten
- Sputum
- Hautfarbe
- Gewicht
- Nikotinkarenz
- Krankheitsverständnis, Compliance

Chronisch obstruktive Lungenerkrankung (COPD)

Chronische Lungenerkrankung; syn. chronic obstructive pulmonary disease; auch COLE = chronisch obstruktive Lungenerkrankung; weiterführende Stichworte: ➢ *Asthma bronchiale, Bronchitis, Dyspnoe, Husten, Pneumonie, Pneumonieprophylaxe, Schmerzen*

Informationen sammeln

- Seit wann ist COPD bekannt?
- War der Pat. schon einmal wegen COPD in Behandlung?

Ursachen
- Rauchen?
- Umweltbelastungen?
- Berufsbedingte Belastungen?
- Infektionen?
- Sonstige?

Probleme
- Husten?
- Auswurf?
  - Farbe?
  - Menge?
  - Beschaffenheit?
- Belastungsdyspnoe?
- Infekt in den Atemwegen?
- Atmung?
  - Frequenz?
  - Rhythmus?
  - Tiefe?
  - Geräusche?
  - Atemnot?
- Schwächegefühl?
- Unruhe?
- Depression?
- Bewusstseinslage?
- Temperatur?
- Puls?
- Blutdruck?
- Gewicht?
- Sonstige?

Ressourcen
- Pat. kann selbstständig abhusten
- Pat. ist bereit, das Rauchen aufzugeben
- Guter AZ/EZ
- Pat. ist medikamentös gut eingestellt
- Sonstige

Ziele festlegen

- Pat. kennt die Zusammenhänge zwischen gewohnheitsmäßigem Rauchen, Belastung der Atemwege und den Folgen für Lunge, Herz und Kreislauf
- Pat. atmet mühelos
- Pat. kennt Lagerung zur verbesserten Belüftung der Lungen
- Pat. wendet bei Atemnot verschiedene Atemtechniken an

Maßnahmen planen

- Nikotinkarenz
- Frische Luft
- Luft befeuchten
- Hustentechniken erklären
- Inhalation nach Anordnung
- Zur Sekretverflüssigung viel zu trinken anbieten
- Keine einengende Kleidung
- Keine blähenden Speisen
- Medikamente nach Anordnung
- Atemübungen:
  - Techniken zum Ausatmen einüben lassen (Lippenbremse)
  - Einatemtechnik (durch die Nase)
- Atemgymnastik, z. B. SMI-Trainer, RC-Cornet
- Brustwickel
- Vibrationsbehandlung nach Anordnung

Bei Pat. mit Lungenemphysem kein Ausatmen gegen Widerstand üben. Keine Vibrationsbehandlung bei Pat. mit Schädel-Hirn-Trauma, Herzinfarkt, Lungenembolie, Phlebothrombose, erhöhter Blutungsneigung, Osteoporose, Frakturen und Tumoren besonders im Bereich von Thorax, Abdomen und Wirbelsäule.

- Bei Dyspnoe Ruhe vermitteln
- Atemerleichternde Position bei Dyspnoe
- O_2-Gabe nach ärztlicher Anordnung
- Entspannungstechniken einüben lassen
- Zu richtiger Körperhaltung anregen → Oberkörper gerade und frei beweglich
- Gymnastische Übungen zur Thoraxbeweglichkeit
- Zu ausreichend Bewegung und Sport anregen
- Gespräche zu Rauchgewohnheiten und gesunder Lebensführung
- Selbsthilfegruppen empfehlen
- Normalisierung des Gewichts
- Asthmaschulung anbieten
- Kontakt zur Ernährungsberatung herstellen
- Über Sozialdienst Umschulung anbieten

Ergebnisse prüfen

- Atmung
- Husten
- Sputum
- Nikotinkarenz
- Vitalzeichen
- Bewusstseinslage
- Krankheitsverständnis, Compliance

Dehydratation/Exsikkose

Abnahme der Körperflüssigkeit (Dehydratation), kann zur Austrocknung (Exsikkose) führen; weiterführende Stichworte: ➢ *Blasenkatheter, Dehydratationsprophylaxe, Dekubitusprophylaxe, Demenz, Depression, Desorientiertheit/Orientierungsstörung, Diarrhö, Flüssigkeitsbilanzierung, Haut trockene, Infusion, Polyurie, Schwindel, Sturzprophylaxe, Übelkeit*

Informationen sammeln

- Seit wann sind die Symptome bekannt?
- Welche Symptome zeigt der Pat.?

Ursachen

- Verminderte Flüssigkeitsaufnahme?
  - Mangelndes Durstgefühl?
  - Harninkontinenz und Vermeiden des Harnabgangs?
  - Schmerzen?
  - Schluckstörungen?
  - Atemnot?
  - Unkenntnis über Flüssigkeitsbedarf?
  - Getränke nicht erreichbar?
  - Bei Infusion oder PEG-Sonde zu geringe Infusionsmenge?
  - Vergesslichkeit?
- Flüssigkeitsverlust?
  - Diarrhö?
  - Erbrechen?
  - Starke Blutungen?
  - Starkes Schwitzen?
  - Zu heiße, trockene Umgebung?
  - Hohes Fieber?
  - Großflächige Verbrennungen?
  - Sonden?
  - Katheter?
  - Diabetes?
  - Medikamente (Diuretika, Laxantien)?
- Die letzte Lebensphase?
- Sonstige?

Probleme

- Hautturgor?
- Puls?
- Blutdruck?
- Urinausscheidung?
  - Menge?
  - Konzentration?
- Trockene Schleimhäute, Schleimhautläsionen?
- Rissige Lippen?
- Raue, borkige Zunge?
- Sprechstörungen?
- Tief liegende Augen?
- Schwäche?
- Bewusstseinslage?
- Orientierung?
- Schwindel?
- Gleichgewichtsstörungen?
- Krämpfe?
- Gewicht?
- Plötzlicher Gewichtsverlust?

- Verminderte Venenfüllung?
- Alter?
- Sonstige?

Ressourcen
- Pat. kann Wichtigkeit einer ausreichenden Flüssigkeitszufuhr nachvollziehen
- Pat. kann selbstständig trinken
- Guter AZ/EZ
- Pat. ist voll orientiert
- Es liegen keine Begleiterkrankungen vor
- Sonstige

Ziele festlegen

- Der Flüssigkeitsbedarf des Pat. ist gedeckt, Pat. trinkt mind. … Liter/Tag (bekommt mind. … Liter/Tag zugeführt)
- Komplikationen und Folgeschäden verhindern
- Pat. kennt die Folgen eines Flüssigkeitsdefizits
- Symptome der Dehydratation sind gelindert
- Pat. fühlt sich wohl

Maßnahmen planen

- Wunschgetränke anbieten, vorzugsweise Wasser und Tee; begrenzt Kaffee, Schwarztee, Alkohol, Limonaden
- Bei hypotoner Dehydratation Brühe oder salzhaltige Getränke
- Getränke in Reichweite stellen
- Regelmäßig zum Trinken animieren
- Geeignetes Trinkgefäß bereitstellen
- Immer eine, aber nie zu viele Flaschen auf dem Nachttisch bereitstellen
- Über Hilfsmittel zum Trinken informieren/anbieten, z. B. Strohhalm, und zum Gebrauch der Hilfsmittel anleiten
- Geeignete Lagerung
- Bewegungseingeschränkten Pat. Zeit lassen
- Pat. über die Bedeutung von Wasser für Stoffwechsel, Blutkreislauf, Niere und ableitende Harnwege informieren
- Mundpflege
- Inhalation und Luftbefeuchtung
- Nach Arztanordnung Infusionstherapie s.c. oder i. v., Sondenernährung durchführen
- Nahrung und Getränke ggf. eindicken nach Anordnung
- Logopädische Mitbehandlung
- Schlucktraining bei Schluckstörungen

(Unerkannte) Herzinsuffizienz kann bei vermehrter Flüssigkeitsgabe dekompensieren!

Ergebnisse prüfen

- Flüssigkeitsbilanzierung
- Vitalzeichen
- Hautturgor
- Schleimhautinspektion
- Bewusstseinslage
- Krankheitsverständnis, Compliance

Dehydratationsprophylaxe

Maßnahmen, die einer Abnahme der Körperflüssigkeit vorbeugen; weiterführende Stichworte: ➤ *Blasenkatheter, Dehydratation, Dekubitus, Dekubitusprophylaxe, Demenz, Depression, Desorientiertheit/Orientierungsstörung, Diarrhö, Flüssigkeitsbilanzierung, Haut trockene, Infusion, Polyurie, Schwindel, Sturzprophylaxe, Übelkeit*

Informationen sammeln

Risikofaktoren für eine Dehydratation

- Diabetes?
- Fieber?
- Großflächige Verbrennungen?
- Diarrhö?
- Erbrechen?
- Starke Blutungen?
- Harninkontinenz und Vermeiden des Harnabgangs?
- Schmerzen?
- Schluckstörungen?
- Schleimhautläsionen?
- Bewegungseinschränkung?
- Hohes Alter?
- Verwirrtheit?
- Mangelndes Durstgefühl?
- Medikamente (Diuretika)?
- Wissensdefizit hinsichtlich des Flüssigkeitsbedarfs?
- Große Hitze?
- Extremes Alter?
- Extremes Gewicht?
- Sonstige?

Ressourcen

- Pat. kann Wichtigkeit einer ausreichenden Flüssigkeitszufuhr nachvollziehen
- Pat. kann selbstständig trinken
- Pat. trinkt gerne … (z. B. Wasser, Tee)
- Pat. ist orientiert
- Pat. hat Durstgefühl
- Guter AZ/EZ
- Sonstige

Ziele festlegen

- Ausgeglichene Flüssigkeitsbilanz
- Pat. weiß um die Notwendigkeit einer ausreichenden Flüssigkeitszufuhr und setzt dies um
- Pat. weiß, welche Flüssigkeiten zugeführt werden können und welche Flüssigkeit in die Einfuhr eingerechnet werden darf

Maßnahmen planen

- Einfuhr- und Ausfuhrkontrolle
- Wunschgetränke anbieten, vorzugsweise Wasser und Tee; begrenzt Kaffee, Schwarztee, Alkohol, Limonaden
- Getränke in Reichweite stellen

- Immer eine, aber nie zu viele Flaschen auf dem Nachttisch bereitstellen
- Gemeinsam mit Pat. trinken
- Große Trinkgefäße verwenden
- Über Hilfsmittel zum Trinken informieren, z. B. Strohhalm (Schnabeltasse meiden)
- Zum Gebrauch der Hilfsmittel anleiten
- Hilfsmittel in Reichweite bereitlegen
- Zum Trinken animieren
- Gefäße nicht bis zum Rand füllen
- Bewegungseingeschränkten Pat.:
  - Regelmäßig zu trinken anbieten
  - Beim Trinken unterstützen
  - Zeit lassen
- Pat. über die Bedeutung von Wasser für Stoffwechsel, Blutkreislauf, Niere und ableitende Harnwege informieren
- Mundpflege
- Inhalation und Luftbefeuchtung
- Ggf. Infusion s.c. oder i. v. vorbereiten
- Ggf. Sondenernährung
- Nahrung und Getränke ggf. eindicken nach Anordnung
- Logopädische Mitbehandlung
- Schlucktraining bei Schluckstörungen

(Unerkannte) Herzinsuffizienz kann bei vermehrter Flüssigkeitsgabe dekompensieren!

Ergebnisse prüfen

- Flüssigkeitsbilanzierung
- Vitalzeichen
- Hautturgor
- Schleimhaut
- Bewusstseinslage
- Krankheitsverständnis, Compliance

Dekubitus

Lokale Schädigung von Haut und darunter liegendem Gewebe; syn. Druckgeschwür; weiterführende Stichworte: ➤ Bewegungseinschränkung, Bewusstseinsveränderung/Bewusstlosigkeit, Dehydratation/Exsikkose, Dehydratationsprophylaxe, Dekubitusprophylaxe, Hemiparese/Hemiplegie, Immobilität, Kachexie, Lähmung, Mangelernährung, Schmerzen, Schwitzen übermäßiges, Sensibilitätsstörungen, Spastik, Wunde chronische

Informationen sammeln

- Seit wann hat Pat. Dekubitus?
- Gradeinschätzung?
- An welcher Körperstelle befindet sich der Dekubitus?

Ursachen
- Druckbelastung über eine bestimmte Zeit?
- Mangelnde Eigenbewegung?
- Feuchtigkeit der Haut?
- Gewichtsverlust?
- Mangelernährung?

Probleme
- Stadieneinteilung der Tiefenausdehnung?
- Durchmesser?
- Beschaffenheit?
  - Rötung?
  - Fissuren?
  - Pusteln?
  - Blasen?
  - Nekrosen?
  - Ausmaß der Nekrose?
  - Sekretion?
  - Eiter?
  - Wundränder?
- Taschenbildung?
- Osteomyelitis?
- Fieber?
- Schmerzen?
- Bewusstseinslage?
- Orientierung?
- Bewegungseinschränkung?
- Sonstige?

Ressourcen
- Pat. kann sich selbstständig im Bett drehen/sich selbstständig bewegen
- Pat. kann Dekubitus vollständig druckentlasten
- Pat. kann Nahrung mit ausreichender Kalorienzahl zu sich nehmen
- Pat. kann ausreichend Flüssigkeit zu sich nehmen
- Pat. hat keine Schmerzen
- Guter AZ/EZ
- Sonstige

Ziele festlegen

- Wundheilung ist abgeschlossen
- Nekrosen sind verhindert
- Entzündungen sind verhindert

- Sepsis ist verhindert
- Pat. weiß, dass die Wundheilung Monate dauern kann
- Dekubitus ist ständig frei von Druck
- Die Haut ist gut durchblutet
- Komplikationslose Wundheilung

Maßnahmen planen

- Konsequente Druckentlastung der Wunde
- Beurteilung und Beschreibung des Wundstadiums
- Genaue Beobachtung von Wundveränderungen (Fotodokumentation)
- Auf verbale und nonverbale Schmerzäußerungen achten
- Je nach Befinden Pat. zu Bewegung anregen
- Eiweißreiche Kost
- Ggf. Zink, Selen und Vitamine nach Anordnung
- Medikamente nach Anordnung
- Wundversorgung nach Anordnung und Standard, z. B.:
  - Ringerlösung zur Reinigung
  - Ggf. Fliegenlarven
  - Ggf. Wundauflagen
  - Keine Salben und Cremes
- Lagewechsel nach Bewegungsplan
- Weichlagerung oder Superweichlagerung → abwägen gegen die Erschwerung von patienteneigenen Bewegungen
- Ggf. Spezialbett
- Ggf. Wechseldruckmatratze
- Bei Bettlägerigkeit alle Prophylaxen
- Pflegemaßnahmen entsprechend der Grunderkrankung
- Krümel und Falten im Bett vermeiden
- Mobilisation
- Wundmanager einschalten

Ergebnisse prüfen

- Wunddokumentation mit Fotos
- Vitalzeichen
- Gewicht
- Wohlbefinden
- Krankheitsverständnis, Compliance

Dekubitusprophylaxe

Maßnahmen, die die Gefahr einer Schädigung der Haut und des darunterliegenden Gewebes vermindern; weiterführende Stichworte: ➢ Bewegungseinschränkung, Bewusstseinsveränderung/Bewusstlosigkeit, Dehydratation/Exsikkose, Dehydratationsprophylaxe, Dekubitus, Hemiparese/Hemiplegie, Immobilität, Kachexie, Lähmung, Mangelernährung, Schmerzen, Schwitzen übermäßiges, Sensibilitätsstörungen, Spastik

Informationen sammeln

Risikofaktoren für einen Dekubitus
- Bettlägerigkeit?
- Alter?
- Kachexie?
- Übergewicht?
- Schwitzen?
- Fieber?
- Schlaffe Muskulatur?
- Bewegungseinschränkung?
- Immobilität/Lähmungen?
- Multiple Sklerose?
- Diabetes?
- Periphere arterielle Verschlusskrankheit (pAVK)?
- Harte Unterlage?
- Schmerzempfinden eingeschränkt?
- Bewusstseinseinschränkung?
- Dehydratation?
- Glukokortikoidtherapie?
- Beta-Blocker?
- Eiweißdefizit?
- Vitamindefizit?
- Rauchen?
- Sonstige?

Probleme
- Haut?
  - Farbe?
  - Zustand (Bläschen, Läsionen)?
  - Veränderungen? Prädilektionsstellen?
  - Feuchtigkeit?
- Inkontinenz (Urin, Stuhl)?
- Beweglichkeit (Kontrakturen)?
- Blutdruck?
- Puls?
- Orientierung?
- Sonstige?

Ressourcen
- Pat. kann sich im Bett selbstständig bewegen
- Haut intakt
- Pat. ist kontinent
- Guter AZ/EZ
- Pat. kann Nahrung mit ausreichender Kalorienzahl und ausreichend Eiweiß zu sich nehmen
- Pat. nimmt ausreichend Flüssigkeit zu sich
- Sonstige

Ziele festlegen

- Das Dekubitusrisiko ist eingeschätzt
- Folgeeinschätzungen und Anpassungen werden vorgenommen
- Pat. hat intakte, gut durchblutete Haut

- Eigenbewegung des Pat. ist gefördert
- Pat., Angehörige und alle Mitarbeiter sind über das Dekubitusrisiko informiert und wenden prophylaktische Maßnahmen an
- Pat. hat einen BMI von …
- Pat. trinkt ca. … ml pro Tag

Maßnahmen planen

- Einschätzung des Dekubitusrisikos anhand spezieller Skalen und Fingertest, bei Pflegebeginn und bei Veränderungen des Risikos
- Sofortige konsequente Druckreduktion, zeitweise Druckentlastung durch:
  - Pat. zu Bewegungen ermuntern und anregen
  - Lagewechsel nach individuellem Bewegungsplan
  - Weichlagerung oder Superweichlagerung → abwägen gegen die Erschwerung von patienteneigenen Bewegungen
  - Mikrolagerung
  - Ggf. Spezialbett
  - Ggf. Wechseldruckmatratze
- Auswahl der Lagerungshilfsmittel nach:
  - Zielen
  - Möglichkeiten der Eigenbewegung des Pat.
  - Gefährdeten Körperstellen
  - Gewicht des Pat.
- Krümel und Falten im Bett vermeiden
- Bei Bettlägerigkeit alle Prophylaxen
- Dehydratationsprophylaxe
- Pflegemaßnahmen entsprechend der Grunderkrankung
- Darauf achten, dass Ernährung, Atmung, Ausscheidung und Kommunikation durch die Lagerung nicht behindert werden
- Schulung des Pat. und der Angehörigen
- Alle Mitarbeiter (auch in den Funktions- und Untersuchungsabteilungen) über die Notwendigkeit häufiger Lagewechsel informieren
- Alle Bewegungen reibungs- und scherkräftearm ausführen
- Feuchtigkeit von der Haut fernhalten
- Zu trockene Haut rückfetten
- Regelmäßige Hautinspektion:
  - Veränderungen
  - Fingertest: kurzes Eindrücken des Fingers auf gerötete Körperstelle → bleibt Haut rot, anstatt weiß zu werden, liegt eine Hautschädigung vor
- Ausgewogene Ernährung

Ergebnisse prüfen

- Haut
- Feuchtigkeit
- EZ
- Gewicht
- Bewegungsfähigkeit
- Risikoeinschätzung
- Krankheitsverständnis, Compliance

Demenz

Organisch bedingter fortschreitender Verlust geistiger Fähigkeiten; weiterführende Stichworte: ➤ Bewusstseinsveränderung/Bewusstlosigkeit, Dehydratation/Exsikkose, Dehydratationsprophylaxe, Desorientiertheit/Orientierungsstörung, Gedächtnisstörungen, Halluzinationen

Informationen sammeln

- Seit wann bestehen Symptome?
- Wie oft zeigen sich diese Symptome?
- Plötzlich eintretend?
- Allmähliche Zunahme?

Ursachen

- Zustand nach Schlaganfall?
- Schädel-Hirn-Trauma?
- Zustand nach Operation?
- Zustand nach Narkose?
- Alkohol?
- Drogen?
- Arzneimittelnebenwirkungen?
- Hormonstörungen?
- Dehydratation?
- Störungen des Elektrolythaushalts?
- Akute Infekte, z. B. Harnwegsinfekte?
- Stoffwechselentgleisungen?
- Demenz vom Alzheimer-Typ?
- Vaskuläre Demenz?
- Multi-Infarkt-Demenz?
- Korsakow-Syndrom?
- O_2-Mangel?
- Hyperglykämie?
- Hypoglykämie?
- Soziale Ursachen, z. B. Einweisung ins Krankenhaus?

Probleme

- Zerstreut? Konzentrationsstörungen?
- Störungen der Merkfähigkeit?
- Kognitive Beeinträchtigung?
- Ist der Tag-Nacht-Rhythmus gestört?
- Ist Pat. zeitlich/räumlich orientiert?
- Vergisst Pat. Namen?
- Findet Pat. abgelegte Gegenstände nicht wieder?
- Zwanghaftes, wahnhaftes Verhalten?
- Schwitzen?
- Exsikkose?
- Inkontinenz?
- Gehstörungen?
- Schluckstörungen?
- Apathie?
- Schmerzen?
- Depression, Angst?
- Unruhe?
- Aggression?
- Reduzierter Wortschatz?
- Assoziatives Reden?
- Monotones Summen?
- Sozialverhalten?
- Sinnestäuschungen, Halluzinationen?
- Ausziehen?
- Blutdruck, Pulsfrequenz?
- Hat Pat. ein funktionierendes Hörgerät?
- Hat Pat. angepasste Brille?

Ressourcen

- Pat. reagiert auf Ansprache
- Pat. nimmt Blickkontakt auf

- Pat. antwortet verständlich
- Pat. erkennt persönliche Bekannte
- Langzeitgedächtnis funktioniert
- Kurzzeitgedächtnis funktioniert
- Pat. ist fähig, sich selbst anzukleiden
- Pat. ist fähig, selbstständig zu essen

Ziele festlegen

- Pat. Orientierung bieten
- Pat. ist ansprechbar und angstfrei
- Pat. setzt vorhandene Fähigkeiten zur Bewältigung der Lebensaktivitäten ein
- Pat. gefährdet weder sich noch andere
- Pat. ist zeitlich und örtlich orientiert und erkennt persönliche Bekannte
- Pat. fühlt sich wohl
- Pat. trinkt … Liter pro Tag
- Pat. isst ausreichend

Maßnahmen planen

- Pat. nicht überfordern
- Fähigkeiten erkennen und aktivieren
- Unmissverständliche Anweisungen
- Sichere Umgebung und entspannte Atmosphäre schaffen
- Validation
- Neu angekommenen Pat. in die Örtlichkeiten einweisen
- Orientierungshilfen anbringen:
  - Uhren, Kalender
  - Deutliche Kennzeichen an Türen
  - Ggf. Zimmertür und Bett des Pat. individuell kennzeichnen
  - Orientierungstafeln, Wegepläne
  - Fotos von Angehörigen
  - Kleines Licht während der Nacht
  - Räume überschaubar gestalten und gut beleuchten; Spiegel
- Über Jahreszeiten, Wetter und Tageszeiten sprechen
- Mahlzeiten regelmäßig, das Abendessen nicht zu früh servieren
- Tag-Nacht-Rhythmus einhalten
- Medikamente nach Anordnung
- Ggf. Brille prüfen und reinigen
- Ggf. Hörgerät prüfen
- Kontakt zu Bekannten fördern
- Unterstützung bei allen Aktivitäten
- Ggf. Übungen und Spiele anbieten
- Schutz vor Selbst- und Fremdgefährdung schaffen
- Ggf. Sitzwache
- Ggf. Angehörige über die rechtliche Lage (Betreuung) informieren
- Kontakt zu Selbsthilfegruppen
- Biografie erstellen und gezielte Beschäftigung anbieten
- Weitere Therapien, z. B. Ergotherapie

Ergebnisse prüfen

- Verhalten
- Bewusstsein
- Wahrnehmung
- Orientierung
- Motorik
- Sprache
- Schlaf
- Vitalzeichen
- Flüssigkeitsbilanz
- Ernährung
- Schmerzen
- Wohlbefinden
- Eigeninitiative
- Krankheitsverständnis, Compliance

Depression

Zustand psychischer Niedergeschlagenheit; weiterführende Stichworte: ➤ *Abhängigkeit, Angst, Appetitlosigkeit, Bauchschmerzen, Bewusstseinsveränderung/Bewusstlosigkeit, Demenz, Obstipation, Obstipationsprophylaxe, Reizdarmsyndrom, Schmerzen*

Informationen sammeln

- Wurde eine konkrete Diagnose gestellt?
- Wie zeigt sich die Depression?
- Welche Medikamente nimmt Pat. ein?

Ursachen
- Stress?
- Belastende Lebensumstände?
- Ungelöste psychische Konflikte?
- Somatische Erkrankung?
- Mangel an Tageslicht?
- Sonstige?

Probleme
- Misstrauen?
- Verdächtigungen?
- Pessimistische Zukunftssicht?
- Verarmungsgefühl?
- Schuldgefühle?
- Todeswunsch?
- Suizidalität?
- Suizidversuch in Vorgeschichte?
- Gefühl der:
  - Leere und Sinnlosigkeit?
  - Wert- und Nutzlosigkeit?
  - Hoffnungslosigkeit?
  - Hilflosigkeit?
  - Abhängigkeit von anderen Personen?
- Interesselosigkeit?
- Gleichgültigkeit?
- Entscheidungsunfähigkeit?
- Konzentrationsstörungen?
- Gedächtnisstörungen?
- Angst?
- Wahn?
- Halluzinationen?
- Schlafstörungen (vorzeitiges Erwachen)?
- Grübelzwang?
- Denkhemmung?
- Verlangsamte Sprache?
- Verlangsamte Bewegungen?
- Antriebslosigkeit?
- Schnelle Ermüdbarkeit?
- Leistungsrückgang?
- Libido- oder Potenzstörungen?
- Essstörungen?
- Obstipation?
- Schwitzen?
- Leidender Gesichtsausdruck?
- Druck- und Engegefühl in Brust- und Halsbereich?
- Gesichtsschmerzen?
- Schwere Glieder?
- Wie lange dauert die depressive Phase an?
- Alter?
- Gewicht?
- Sonstige?

Ressourcen

- Fähigkeit zur Stressbewältigung
- Soziales Umfeld, Freunde
- Interessen
- Pat. interessiert sich für Freizeitaktivitäten
- Die Nahrungsaufnahme ist ausreichend
- Pat. pflegt seinen Körper
- Pat. ist absprachefähig
- Sonstige

Ziele festlegen

- Depressionen sind rückläufig
- Ursachen der Depressionen sind erkannt
- Verhindern eines Suizidversuchs
- Pat. ist aktiv und nicht isoliert
- Pat. hat ein gutes Selbstwertgefühl
- Pat. beschreibt seine Angstgefühle

Maßnahmen planen

- Geborgenheit vermitteln
- Verständnis zeigen
- Suizidgefahr ermitteln
- Ggf. Pflege bei Schlafentzug
- Pat. aktivieren, aber nicht überfordern
- Ansichten und Meinungen des Pat. nicht bewerten
- Fähigkeiten des Pat. hervorheben
- Ggf. Hilfe bei der Körperpflege
- Nahrungs- und Flüssigkeitsaufnahme beobachten
- Angehörige und Seelsorger ansprechen und einbinden
- Medikamente nach Anordnung (Nebenwirkungen wie Tremor, Schwindel, Blutdruckabfall, veränderte Pulsfrequenz beachten), Pat. Sinn erklären
- Therapien, z. B. Schlafentzug, wie angeordnet durchführen
- Weitere Therapien mit Pat./im therapeutischen Team gemeinsam planen, z. B. Ergotherapie

Es besteht eine erhöhte Suizidgefahr, wenn unter Therapie mit Antidepressiva die Antriebslosigkeit zurückgeht, bevor die Stimmungsaufhellung eintritt.

Ergebnisse prüfen

- Wohlbefinden
- Vitalzeichen
- Tremor
- Schwindel
- Verhalten
- Krankheitsverständnis, Compliance

Desorientiertheit/Orientierungsstörung

Störungen der geistigen Leistungsfähigkeit, bei der sich der Betroffene räumlich, zeitlich und zur eigenen Person nicht mehr orientieren kann; weiterführende Stichworte: ➤ Abhängigkeit, Angst, Bewusstseinsveränderung/Bewusstlosigkeit, Gedächtnisstörungen, Halluzinationen, Hyperventilation, Hypoglykämie, Infusion

Informationen sammeln

- Wie und seit wann zeigt sich die Veränderung der Orientierung?

Ursachen
- Liegt z. B. Alzheimer-Krankheit, Morbus Parkinson oder Chorea Huntington vor?
- Nebenwirkungen von Medikamenten?
- Flüssigkeitsdefizit?
- Somatische Erkrankung?
- Akute Infekte wie z. B. Harnwegsinfekt?
- Sonstige?

Probleme
- Leidet Pat. an einem Wahn?
- Leidet Pat. an Gedächtnisstörungen?
- Reagiert Pat. verlangsamt?
- Orientierungsstörung örtlich, zeitlich, personell?
- Aggression?
- Depression?
- Angst?
- Apathie?
- Körperliche Symptome:
  - Schwitzen?
  - Exsikkose?
  - Erbrechen?
  - Durchfall?
  - Blutdruck?
- Wie lange hält die Desorientiertheit schon an?
- Sonstige?

Ressourcen
- Pat. ist orientiert darüber:
  - Welcher Wochentag ist
  - Wo er/sie sich befindet
- Pat. kennt sich in gewohnter Umgebung aus
- Pat. erkennt seine Angehörigen
- Pat. verhält sich der Situation entsprechend
- Pat. kann schlussfolgernd denken
- Pat. kann Anweisungen folgen
- Guter AZ/EZ
- Pat. ist fähig sich zu konzentrieren

Ziele festlegen

- Pat. erhält angemessene Unterstützung
- Pat. ist orientiert (örtlich, zeitlich, zur Person)
- Pat. erleidet keine Folgeschäden
- Pat. nimmt am gesellschaftlichen Leben teil
- Pat. trinkt ca. … ml pro Tag

Maßnahmen planen

- Pflege entsprechend der Grunderkrankung
- Bei Bettlägerigkeit alle Prophylaxen
- Neu angekommenen Pat. in die Örtlichkeiten einweisen
- Tagesablauf strukturieren
- Hilfestellung bei tgl. Aktivitäten
- Pat. nicht überfordern
- Vorhandene Fähigkeiten erkennen und aktivieren
- Unmissverständliche Anweisungen geben
- Sichere Umgebung und entspannte Atmosphäre schaffen
- Aktiv zuhören
- Auf Wegen begleiten
- Geborgenheit vermitteln
- Vertrauen schaffen
- Geselligkeit fördern
- Privatsphäre achten
- Geduld
- Negative Kritik vermeiden
- Orientierungshilfsmittel anbringen:
  - Uhren in ausreichender Zahl und Größe
  - Kalender
  - Deutliche Kennzeichen an Türen
  - Evtl. Zimmertür und Bett des Pat. individuell kennzeichnen
  - Orientierungstafeln, Wegepläne
  - Fotos von Angehörigen
  - Spiegel
  - Kleines Licht während der Nacht
  - Räume überschaubar gestalten und gut beleuchten
- Über Jahreszeiten, Wetter und Tageszeiten sprechen
- Mahlzeiten regelmäßig, das Abendessen nicht zu früh servieren
- Tag-Nacht-Rhythmus einhalten
- Auf ausreichend Flüssigkeitszufuhr achten, anbieten von Wunschgetränken, mind. … Liter/Tag (Cave bei Herzinsuffizienz)
- Medikamente nach Anordnung
- Brille prüfen und reinigen
- Ggf. Augenarzt
- Hörgerät prüfen
- Ggf. HNO-Arzt

Ergebnisse prüfen

- Orientierung, z. B. zeitlich, örtlich, zur Person
- Bewusstseinslage
- Vitalzeichen
- Nahrungs- und Flüssigkeitsaufnahme
- Motorik
- Schlaf
- Wohlbefinden
- Krankheitsverständnis, Compliance

Diabetes mellitus

Chronische Stoffwechselstörung mit erhöhten Blutzuckerwerten; syn. Zuckerkrankheit; weiterführende Stichworte: ➢ *Adipositas, Hyperglykämie, Hypoglykämie, Infektion lokale, Injektion, Polyurie, Sensibilitätsstörungen, Wunde chronische*

Informationen sammeln

- Seit wann ist Diabetes mellitus bekannt?
- Welche Form des Diabetes mellitus liegt vor?

Ursachen
- Absoluter Insulinmangel?
- Relativer Insulinmangel durch Insulinresistenz?

Probleme
- Alter?
- Gewicht?
- BZ ↑?
- HbA1c ↑ (> 7)?
- Durstgefühl?
- Polyurie?
- Schwäche?
- Kopfschmerzen?
- Rasche Ermüdung?
- Gewichtsverlust?
- Dehydratation?
- Übelkeit?
- Erbrechen?
- Bauchschmerzen?
- Hartes Abdomen?
- Schmerzen?
- Heißhunger?
- Tremor?
- Unruhe?
- Kalter Schweiß?
- Schwindel?
- Azetongeruch?
- Atmung?
  - Kussmaulatmung?
- Puls?
- Blutdruck?
- Temperatur?
- Bewusstseinsstörung?
- Harnwegsinfekt?
- Pilzinfektion?
- Ekzeme?
- Restharnbildung?
- Obstipation?
- Sodbrennen?
- Blähungen?
- Völlegefühl?
- Diarrhö?
- Blasenfunktionsstörungen?
- Muskelschmerzen?
- Krämpfe?
- Verzögerte Wundheilung?
- Sehverschlechterung?
- Herabgesetztes Empfinden für Temperatur, Berührung, Schmerz?
- Liegen bereits Folgeschäden vor?
  - Periphere Polyneuropathie?
  - Lähmungen?
  - Periphere arterielle Verschlusskrankheit (pAVK)?

- Durchblutungsstörungen?
  - Diabetischer Fuß?
  - Gangrän?
  - Retinopathie?
  - Glaukom?
  - Katarakt?
  - Nierenschäden?
  - Herzrhythmusstörungen?
  - Herzinfarkt?
  - Schlaganfall?
  - Fettleber?
- Sonstige?

Ernährungsgewohnheiten
- Mahlzeiten wann, wie oft, was?
- Geschmacksvorlieben?
- Kleine Zwischenmahlzeiten?
- Getränke (Art)?

Lebensweise
- Freizeitaktivitäten?
- Bewegung?
- Beruflicher Tagesablauf?

Ressourcen
- Pat. kennt Diät und hält sich daran
- Pat. ist orientiert
- Pat. ist selbstständig und kann Blutzucker (BZ) messen, ggf. Insulin spritzen, versteht die Zusammenhänge
- Pat. nimmt orale Antidiabetika selbstständig ein
- Pat. leidet nicht unter Folge- oder weiteren Erkrankungen
- Pat. führt Diabetikertagebuch
- Pat. ist mobil
- Familie, Angehörige und Freunde unterstützen den Pat.
- Guter AZ/EZ
- Sonstige

Ziele festlegen

- Der Blutzuckerspiegel des Pat. ist ausgeglichen (physiologische Werte)
- Pat. fühlt sich wohl
- Pat. ist über Kohlenhydrate, Zucker, Süßstoffe und Zuckeraustauschstoffe informiert
- Pat. kann Nahrung selbstständig zusammenstellen
- Pat. kennt Medikamente und Insulinarten, kann sie richtig lagern und applizieren
- Pat. kennt die Folgeschäden
- Pat. bewahrt bei guter Blutzuckereinstellung größtmögliche Flexibilität der Nahrungsaufnahme
- Pat. kennt die Symptome einer Hypo-/Hyperglykämie
- Vermeiden von Komplikationen und Folgeschäden

Je besser ein Diabetiker geschult ist, desto weniger ist seine Lebensqualität eingeschränkt.

Maßnahmen planen

- Blutzucker bestimmen (regelmäßig)
- Flüssigkeitsbilanz tgl.
- Hautpflege
- Fußpflege durch professionelle Fußpflegekraft
- Pat. empfehlen, nicht barfuß zu gehen
- Verletzungen sofort desinfizieren
- Infektionen vermeiden, Hygieneregeln beachten

- Auf nächtliche Blutzuckerentgleisungen achten:
  - Unruhe
  - Schwitzen
  - Traubenzucker geben
  - BZ kontrollieren/Arzt rufen, wenn Pat. nicht geweckt werden kann
- Auf Druckstellen achten
- Ggf. Gewichtsreduktion
- Tageskostplan erstellen
- Viel zu trinken anbieten
- Bei Azeton im Urin:
  - Pat. mit viel Flüssigkeit versorgen
  - Arzt rufen
- Pat. die Krankheit erklären
- Gesunde Ernährung, ballaststoffreich:
  - Kohlenhydrate innerhalb der Gruppen (Brot, Getreide, Milch- und Milchprodukte, Kartoffeln, Gemüse, Obst) nach Wunsch austauschen
  - Zusammenhang von Blutzucker, Kohlenhydraten und Insulin der Bauchspeicheldrüse erklären
  - Wirkung von Alkoholkonsum erklären
- Die Bedeutung von Fuß- und Körperpflege erklären
- Die Bedeutung regelmäßiger ärztlicher Kontrollen erklären
- Medikamente nach Anordnung:
  - Pat. mit klarem Bewusstsein zur Blut- und Urinzuckerselbstkontrolle anleiten
  - Über Zeichen von Hypo-/Hyperglykämie aufklären
  - Über Selbsthilfemöglichkeiten informieren
- Pat. zu Sport anregen
- Pat. über Zusammenhang von körperlicher Aktivität und Blutzuckerspiegel informieren
- Insulin nach Anordnung
- Pat. und Angehörige informieren über:
  - Den Umgang mit Insulin
  - Den selbstständigen Gebrauch von Spritze, Pen oder Pumpe und diesen einüben (besonders Patronenwechsel des Pen)
  - Konventionelle bzw. intensivierte konventionelle Insulintherapie, Lagerung von Insulin
  - Injektionsstellen
  - Spritz-Ess-Abstand
  - Verhalten auf Reisen oder bei Krankheit
  - Diabetestagebuch
  - Notfallausweis
- Blasentraining bei Restharnbildung
- Bei fieberhaften Infekten auf Stoffwechselentgleisungen achten
- Pat. soll immer Traubenzucker in Reichweite haben
- Bei Bettlägerigkeit alle Prophylaxen
- Begleitpersonen informieren

Bei unbekanntem Koma nie Insulin auf Verdacht spritzen!

Ergebnisse prüfen

- Laborwerte
- Urinkontrolle
- Verhalten
- Vitalzeichen
- Gewicht
- Krankheitsverständnis, Compliance

Diarrhö

Häufige Darmentleerungen, meistens von flüssig-schleimigem Stuhl; syn. Durchfall; weiterführende Stichworte: ➢ *Appetitlosigkeit, Bauchschmerzen, Blähungen, Dehydratation/Exsikkose, Dehydratationsprophylaxe, Erbrechen, Ernährungssonden, Flüssigkeitsbilanzierung, Haut trockene, Infusion, Reizdarmsyndrom, Schmerzen, Sondenernährung, Stuhlinkontinenz, Sturzprophylaxe, Teerstuhl, Übelkeit*

Informationen sammeln

- Seit wann hat Pat. Diarrhö?
- Wie oft?
- Begleitsymptome (Fieber, Schmerzen, Inappetenz)?
- Farbe?

Ursachen
- Nahrungsmittelunverträglichkeit?
- Medikamentennebenwirkungen?
- Allergien?
- Infektion (z. B. Norovirus → Schutzmaßnahmen)?
- Vergiftungszeichen?
- Laxantienabusus?
- Angst?
- Kältereiz?
- Kalte Getränke?
- Sind Darmerkrankungen bekannt?
  - Morbus Crohn?
  - Colitis ulcerosa?
- Sonstige?

Probleme
- Schmerzen?
- Darmgeräusche?
- Bauchschmerzen?
- Bauchkrämpfe?
- Geblähter Bauch?
- Appetitlosigkeit?
- Schwäche?
- Dehydratation?
- Fieber?
- Pulsfrequenz?
- Blutdruck?
- Stuhl?
  - Häufigkeit?
  - Farbe?
  - Menge?
  - Konsistenz?
  - Beimengungen?
  - Blut?
- Sonstige?

Ressourcen
- Pat. kann Stuhlentleerung kontrollieren
- Pat. kann selbstständig auf Toilette
- Pat. kann eigenständig Intimpflege durchführen
- Guter AZ/EZ
- Pat. trinkt selbstständig
- Pat. hat keine weiteren Erkrankungen
- Sonstige

Ziele festlegen

- Pat. hat geformten Stuhl
- Pat. hat < 3 Stuhlausscheidungen am Tag

- Elektrolythaushalt ist physiologisch
- Flüssigkeitshaushalt ist physiologisch
- Pat. hat intakte Haut in der Analregion
- Pat. ist frei von Begleitsymptomen bzw. diese sind gelindert (z. B. Bauchschmerzen)
- Pat. kennt die Allergene und meidet sie
- Eine Infektionsübertragung ist verhindert

Maßnahmen planen

- Intimsphäre schützen
- Viel Flüssigkeit anbieten (mind. … Liter/Tag)
- Ggf. Nahrungskarenz
- Für leicht zu öffnende Kleidung sorgen
- Ggf. beim Gang zur Toilette begleiten
- Toilettenstuhl neben das Bett stellen
- Hautpflege/Hautschutz (z. B. weiche Zinkpaste)
- Medikamente nach Anordnung
- Diät nach Anordnung
- Hygienevorgaben beachten
- Ggf. Isolierung und Schutzkleidung

Ergebnisse prüfen

- Stuhl
- Flüssigkeitsbilanz
- Gewicht
- Vitalzeichen
- Wohlbefinden
- Schmerzen
- Krankheitsverständnis, Compliance

Drainage

Ableitung von vermehrten oder krankhaften Körperflüssigkeiten; Arten: Wunddrainagen, Pleuradrainagen; weiterführende Stichworte: ➤ *Bewegungseinschränkung, Flüssigkeitsbilanzierung, Immobilität, Pneumonieprophylaxe, Schlafstörungen, Thromboseprophylaxe, Wunde chronische*

Informationen sammeln

- Seit wann hat Pat. die Drainage?
- Warum hat Pat. die Drainage?
- Welche Art von Wunddrainage liegt?
  - Silikonkurzdrainage?
  - Gummilasche?
  - Penrosedrainage?
  - Easy-Flow-Drainage?
  - Robinsondrainage?
  - Redonsaugdrainage?
  - Spül-Saug-Drainage?
- Wie viele Drainagen hat Pat.?
- Wo liegt oder liegen die Drainage(n)?

Probleme

- Atmung?
- Puls? Blutdruck?
- Temperatur?
- Bewusstseinszustand?
- Schmerzen?
- Bewegungseinschränkungen?
- Schlafstörungen?
- Infektion?
- Sonstige?

Ressourcen

- Pat. ist orientiert und versteht die Bedeutung der Drainagen
- Pat. ist den Umständen entsprechend mobil
- Pat. akzeptiert liegende Drainagen
- Pat. hat keine Schmerzen
- Sonstige

Ziele festlegen

- Pat. ist informiert und akzeptiert die Drainagen
- Pat. ist fieberfrei
- Komplikationen sind vermieden
- Pat. hat Schmerzen von nicht mehr als 3/10 analog der Numerischen Rangskala

Maßnahmen planen

- Pflege entsprechend der Grunderkrankung
- Bei Bettlägerigkeit alle Prophylaxen
- Medikamente nach Anordnung
- Schmerzmanagement durchführen
- Wenn mehrere Drainagen liegen, markieren, Beschriftung prüfen
- Drainage vor Herausrutschen sichern
- Beobachten des Sekretabflusses: Menge, Farbe, Konsistenz, Beimengungen
- Verbandswechsel:
  - Steril nach Standard
  - Tgl. oder bei Bedarf

  - Wunde inspizieren
  - Auf Entzündungszeichen achten
  - Auf Lage und richtige Befestigung der Drainage achten und ggf. Arzt rufen, wenn eine Korrektur nötig ist
  - Bei Gummilasche, Silikonkurzdrainage, Penrosedrainage, Easy-Flow-Drainage auf Menge, Beschaffenheit und Geruch des Sekrets achten
  - Dokumentation des Wechsels und Wundbeschreibung der Eintrittsstelle
- Entleeren des Beutels bei Robinsondrainage:
  - Auf Menge, Beschaffenheit und Geruch des Sekrets achten
  - Schlauch nicht abknicken oder durchhängen lassen
  - Beutel unter Wundniveau hängen
  - Dokumentation des Wechsels und des Sekrets (Menge, Beschaffenheit)
- Flaschenwechsel bei Redondrainage, wenn die Flasche voll oder das Vakuum erschöpft ist → Achtung:
  - Schlauch nie abknicken
  - Flasche sicher am Bett befestigen
  - Festigkeit der Steckverbindung prüfen
  - Klemmen müssen offen sein
  - Sogstärke prüfen
  - Dokumentation des Wechsels und des Sekrets (Menge, Beschaffenheit)
- Wenn kein Sekret kommt, Arzt rufen
- Schlauch nie in die Wunde hineinschieben
- Drainage nie ausspülen (außer auf ausdrückliche Anordnung)
- Bei versehentlichem Herausziehen der:
  - Wunddrainage → sofort Druckverband anlegen
  - Pleuradrainage → Wunde mit Folie oder Pflasterstreifen luftdicht verschließen, sofort Arzt informieren
- Bei geplantem Entfernen der Drainage:
  - Ggf. vorher Schmerzmittel nach Anordnung verabreichen
  - Ziehen Redondrainage: mit Sog, ohne Sog?
  - Bei Verdacht auf Wundinfektion Drainagenspitze zur Untersuchung unter sterilen Bedingungen ins Labor schicken
- Unterstützung bei der Körperpflege, solange die Drainage liegt
- Bei Bettlägerigkeit alle Prophylaxen
- Bei liegender Pleuradrainage:
  - Leichte Oberkörperhochlagerung
  - Sog der Drainage kontrollieren
  - Schmerzmittel nach Anordnung
  - Auf Nachblutungen achten
  - Atemunterstützende Maßnahmen
  - Atemübungen
  - Frühmobilisation
  - Absaugsystem immer unter Patienteniveau befestigen
- Desinfektion der Ablasspunkte
- Korrekter hygienischer Umgang bei Manipulation (Einmalhandschuhe, Desinfektion)

Ergebnisse prüfen

- Vitalzeichen, Atmung
- Durchgängigkeit des Drainagesystems
- Sekret
- Sogstärke (Redon- und Pleuradrainage)
- Wasserstand im Wasserschloss bei Pleuradrainage
- Infektionszeichen
- Wohlbefinden
- Krankheitsverständnis, Compliance

Durchblutungsstörungen, periphere arterielle (pAVK)

Chronische Verengung bzw. Verschluss der Extremitätenarterien und daraus folgende Minderdurchblutung der betroffenen Extremität; weiterführende Stichworte: ➤ *Bewegungseinschränkung, Diabetes mellitus, Hypercholesterinämie, Infektion lokale, Schmerzen, Sensibilitätsstörungen, Wunde chronische*

Informationen sammeln

- Seit wann sind die Durchblutungsstörungen bekannt?
- Wie zeigen sich die Durchblutungsstörungen?
- In welchem Stadium sind die Durchblutungsstörungen?

Ursachen
- Arteriosklerose?
- Rauchen?
- Embolie?
- Hypertonie?
- Diabetes mellitus?
- Fettstoffwechselstörung?
- Sonstige?

Probleme
- Belastungsunabhängige Schmerzen?
- Schmerzen in einer oder beiden Waden bei Belastung?
- Ruheschmerz?
- Hinken?
- Bleibt Pat. nach wenigen Schritten stehen?
- Schwäche in den Beinen bei Belastung?
- Haut an den Extremitäten kalt?
- Haut an den Extremitäten blass?
- Gefühlsstörungen?
- Lähmung?
- Schlecht heilende Wunden, z. B. am Fuß (Ulkus, Gangrän)?
- Puls an den Extremitäten fühlbar?
- Sonstige?

Ressourcen
- Es liegen keine zusätzlichen Erkrankungen vor
- Guter AZ/EZ
- Familienangehörige und Freunde unterstützen den Pat.

Ziele festlegen

- Beschwerdefreie Gehstrecke ist verlängert
- Blutdruck ist normalisiert
- Blutzuckerspiegel ist im Normbereich
- Pat. hat keine/kaum Schmerzen
- Pat. kennt Maßnahmen zur Verbesserung der Durchblutung

- Pat. betreibt Gehstrecken- und Gefäßtraining, wenn möglich Ausdauersport

Maßnahmen planen

- Lagerungshilfsmittel
- Beine flach/tief lagern → keine Hochlagerung
- Warmhalten der Extremitäten → keine lokalen Wärmeanwendungen
- Bequeme, gut sitzende Schuhe
- Keine abschnürenden Kniestrümpfe, Socken, Kompressionsstrümpfe oder -verbände
- Leichte Bettdecke (ggf. Bettbogen)
- Haut regelmäßig kontrollieren
- Vorsicht z. B. beim Nägelschneiden → Verletzungsgefahr
- Zu durchblutungsfördernden Übungen anleiten
- Spaziergänge/Bewegung empfehlen
- Nicht barfuß gehen – Verletzungsgefahr!
- Ggf. Gehhilfen
- Nikotinkarenz
- Wundversorgung bei Ulzera oder Gangrän
- Medikamente nach Anordnung
- Bei Bettlägerigkeit alle Prophylaxen
- Kontakt zu Selbsthilfegruppen herstellen
- Angehörige einbeziehen

Ergebnisse prüfen

- Haut
- Vitalwerte
- Schmerzfreie Gehstrecke
- Krankheitsverständnis, Compliance

Durchblutungsstörungen, periphere venöse

Eingeschränkter Abfluss des venösen Blutes aus den Extremitäten; weiterführende Stichworte: ➢ *Ödem, Schmerzen, Ulcus cruris venosum, Wunde chronische*

Informationen sammeln

- Seit wann sind die Durchblutungsstörungen bekannt?
- In welchem Stadium sind die Durchblutungsstörungen?

Ursachen
- Bindegewebsschwäche, z. B. Krampfadern?
- Phlebothrombose?
- Sonstige?

Probleme
- Spannungsgefühl?
- Gefühl schwerer Beine?
- Sichtbar gestaute Venen?
- Nächtliche Muskelkrämpfe?
- Schwellung der Beine?
- Blaurote Hautfarbe?
- Glänzende Haut?
- Haut an den Extremitäten erwärmt?
- Schwellung?
- Knöchelödem?
- Schmerzen?
- Belastungsabhängiger Fußsohlen- oder Wadenschmerz?
- Schmerzhafte Venenstränge und -knoten?
- Temperatur?
- Ulcus cruris?
- Sonstige?

Ressourcen
- Es liegen keine zusätzlichen Erkrankungen vor
- Guter AZ/EZ
- Pat. hat keine/kaum Schmerzen
- Pat. ist motiviert, seine Kompressionsstrümpfe regelmäßig zu tragen

Ziele festlegen

- Venöser Rückstrom ist verbessert
- Ulcus cruris ist vermieden
- Pat. kennt die Ursachen der Durchblutungsstörung
- Pat. kennt Maßnahmen zur Durchblutungsförderung
- Haut bleibt intakt

Maßnahmen planen

- Beim Liegen oder Sitzen Beine erhöht lagern
- Kompressionsverband
- Kompressionsstrümpfe
- Auf Emboliezeichen achten
- Mehrmals tgl. Venen herzwärts ausstreichen (Cave bei älteren Pat. oder

vorherigen Thrombosen, ggf. können sich Thromben lösen)
- Hilfestellung bei tgl. Aktivitäten
- Zu Bewegungsübungen anleiten
- Zu Atemübungen anleiten
- Zum Gehen und zu Bewegung ermuntern
- Bei Bettlägerigkeit alle Prophylaxen
- Medikamente nach Anordnung
- Moderne Wundversorgung nach Standard mit Wundauflagen
- Kontakt zu Selbsthilfegruppen herstellen
- Angehörige einbeziehen

Ergebnisse prüfen

- Haut
- Ödeme
- Schmerzen
- Wundprotokoll
- Krankheitsverständnis, Compliance

Dyspnoe

Subjektiv unangenehme, erschwerte Atmung einhergehend mit Atemnot und sichtbar verstärkter Atemarbeit; syn. Atemnot; weiterführende Stichworte: ➢ *Angst, Asthma bronchiale, Bronchitis, Chronisch obstruktive Lungenerkrankung (COPD), Drainage, Grippe, Herzinsuffizienz, Husten, Ödem, Pneumonie, Pneumonieprophylaxe, Schlafstörungen, Tracheostoma*

Informationen sammeln

- Seit wann besteht Dyspnoe?
- Wie oft tritt Dyspnoe auf?
- Wie schätzt der Pat. die Dyspnoe selbst ein?
- Welche Begleitsymptome treten auf?
- Welche Aktivitäten führen zur Dyspnoe?

Ursachen

- Herzerkrankung?
- Lungenerkrankung?
- Tumoren im Gehirn oder der Lunge?
- Verletzungen im Thorax- oder Bauchraum?
- Stoffwechselkrankheiten?
- Psychische Probleme/Erkrankungen?
- Anämie?
- Adipositas?
- Sonstige?

Probleme

- Wann besteht Dyspnoe?
  - Bei Ruhe?
  - Bei geringer Belastung?
  - Bei mäßiger Belastung?
  - Bei starker Belastung?
- Wie geht Pat. mit Dyspnoe um?
  - Gefühl der Hilflosigkeit?
  - Angst (Gesichtsausdruck)?
  - Gefühl der Erschöpfung?
- Kurzatmigkeit?
- Einsatz der Atemhilfsmuskulatur?
- Beklemmungsgefühl?
- Atemgeräusche (z. B. Stridor)?
- Schlaflosigkeit?
- Pulsfrequenz?
- Zyanose?
- Sonstige?

Ressourcen

- Pat. beherrscht atemunterstützende Atemtechniken
- Pat. kann mit O_2-Zufuhr umgehen
- Pat. kennt Strategien gegen Atemnot
- Familienangehörige/Freunde unterstützen den Pat.
- Guter AZ/EZ
- Sonstige

Ziele festlegen

- Pat. atmet beschwerdefrei
- Pat. ist ruhig und angstfrei
- Pat. fühlt sich nicht alleingelassen
- Pat. kennt und beherrscht atemunterstützende Körperhaltungen
- Pat. kennt und beherrscht atemerleichternde Atemtechniken

Maßnahmen planen

- Oberkörperhochlagerung
- Atmung erleichtern, z. B. durch Lagerung zur Unterstützung der Atemhilfsmuskulatur
- Zu dosierter Lippenbremse anleiten
- Kleidung lockern, beengende Kleidung entfernen
- Angst abbauen, im Zimmer anwesend bleiben
- Für frische Luft sorgen
- Blickkontakt und Berührung, wenn der Pat. nicht sprechen kann
- Medikamente nach Anordnung
- O_2-Gabe nach Anordnung
- Bronchialsekret nach Anordnung absaugen

Ergebnisse prüfen

- Atmung
- Hautfarbe
- Vitalzeichen
- Bewusstseinslage
- Krankheitsverständnis, Compliance

Dysurie

Schmerzhaftes und/oder erschwertes Wasserlassen; Algurie bezeichnet ausschließlich ein schmerzhaftes Wasserlassen; Dysurie tritt häufig zusammen mit einer Pollakisurie auf, dem häufigen Wasserlassen kleiner Mengen Urin; weiterführende Stichworte: ➤ *Bauchschmerzen, Blasenkatheter, Fieber, Flüssigkeitsbilanzierung, Hämaturie, Harnverhalt, Harnwegsinfektion, Schmerzen, Zystitis, Zystitisprophylaxe*

Informationen sammeln

- Seit wann besteht Dysurie?
- Wie häufig tritt Dysurie auf?
- Tritt diese zum 1. Mal auf?
- Wann treten die Schmerzen auf?

Ursachen
- Abflusshindernisse?
  - Stenosen?
  - Tumoren?
  - Strikturen?
  - Steine?
- Nieren- und Harnwegsinfektionen?
- Verletzungen im Urogenitaltrakt?
- Entzündung der Prostata?
- Sonstige?

Probleme
- Erschwertes Wasserlassen?
- Schmerzen beim Wasserlassen?
  - Wie sind die Schmerzen beschaffen?
  - Wie stark sind die Schmerzen?
  - Wie lange dauern die Schmerzen an?
- Menge des Urins?
- Häufige kleine Mengen (Pollakisurie)?
- Vermehrtes nächtliches Wasserlassen (Nykturie)?
- Farbe des Urins?
  - Blut im Urin?
  - Eiter im Urin?
  - Ist der Urin klar?
  - Sediment, Steine im Urin?
- Restharn?
- Allgemeine Infektzeichen?
- Atmung?
- Fieber?
- Puls?
- Blutdruck?
- Sonstige?

Ressourcen
- Pat. kann selbstständig zur Toilette
- Pat. kann selber trinken
- Pat. hat keine weiteren Entzündungen
- Ursache ist bekannt und therapierbar
- Guter AZ/EZ
- Sonstige

Ziele festlegen

- Pat. ist schmerzfrei oder hat Schmerzen unter 4 auf der 10er-Skala
- Pat. hat eine physiologische Miktionsfrequenz
- Übelkeit und Erbrechen sind verhindert
- Urin kann ungehindert abfließen

- Pat. kennt den Zusammenhang von Hygienemaßnahmen und Infektionen
- Pat. führt angemessene und hygienisch korrekte Intimhygiene durch (z. B. Reinigungsrichtung)

Maßnahmen planen

- 24-Std.-Sammelurin
- Viel zu trinken anbieten (mind. … Liter/Tag)
- Lokale Wärme
- Auf abgehende Steine achten, z. B. Urin sieben
- Schmerzmittel nach Anordnung
- Medikamente nach Anordnung

Ergebnisse prüfen

- Vitalzeichen
- Schmerzen
- Urin
- Häufigkeit des Wasserlassens
- Miktionsprotokoll
- Krankheitsverständnis, Compliance

Ekzem

Sammelbezeichnung für verschiedene entzündliche, in der Regel juckende Hauterkrankungen; weiterführende Stichworte: ➢ *Allergie/allergische Reaktion, Haut trockene, Intertrigo, Juckreiz, Kontaktdermatitis, Neurodermitis, Schmerzen, Wunde akute, Wunde chronische*

Informationen sammeln

- Seit wann treten Symptome auf?
- Hat Pat. zum 1. Mal ein Ekzem?
- Ist Pat. in dermatologischer Behandlung?

Ursachen
- Allergisch?
- Toxisch?
- Chronisch?
- Sonstige?

Probleme
- Lokalisation?
- Ausprägung?
  - Rötung?
  - Schwellung?
  - Bläschen?
  - Knötchen?
  - Juckreiz?
  - Brennen?
  - Nässen der Haut?
  - Vergröberte Hautfalten?
  - Rhagaden?
- Sonstige?

Ressourcen
- Pat. kann Kontakt mit Allergen vermeiden
- Pat. kann selbstständig seine Haut pflegen
- Pat. hat ansonsten gute Hautverhältnisse
- Guter AZ/EZ
- Sonstige

Ziele festlegen

- Ursachen sind geklärt
- Infektionen, z. B. durch verunreinigte Kratzspuren, sind vermieden
- Pat. ist beschwerdefrei und fühlt sich wohl
- Pat. kennt Maßnahmen zur Wiederherstellung einer intakten Haut und führt diese selbstständig aus

Maßnahmen planen

- Medikamente nach Anordnung
- Hautpflege
- Kühlende, ggf. feuchte Kompressen
- Ölbäder → Vorsicht Rutsch- und Sturzgefahr
- Für Ruhe und Entspannung sorgen
- Gespräche:
  - Zur Hautpflege
  - Zur subjektiven Befindlichkeit
- Meiden ekzemauslösender Stoffe
- Wärme vermeiden

- Kontakt zu Selbsthilfegruppen vermitteln
- Kontakt zur Ernährungsberatung herstellen
- Ggf. über Sozialdienst Umschulung anbieten

Ergebnisse prüfen

- Hautinspektion
- Juckreiz
- Befinden des Pat.
- Krankheitsverständnis, Compliance

Enuresis nocturna

Unbeabsichtigte nächtliche Blasenentleerung nach dem 5. Geburtstag; syn. nächtliches Einnässen; weiterführende Stichworte: ➢ *Angst, Harninkontinenz, Kontinenzförderung, Nykturie, Schlafstörungen*

Informationen sammeln

- Seit wann nässt das Kind ein?
- War das Kind zuvor schon über einen Zeitraum von 6 Monaten trocken oder nicht?
- Miktionsverhalten am Tag?
- Sind psychische Probleme/Erkrankungen bekannt?

Ursachen
- Verspätete Ausbildung des ADH-Rhythmus?
- Psychische Belastungen?
- Genetische Einflüsse?
- Strenge oder zu frühe Sauberkeitserziehung?
- Funktionelle Blasenstörungen?
- Organische Störungen?

Probleme
- Einnässfrequenz?
- Einnässmenge?
- Tiefer Schlaf und schwere Erweckbarkeit?
- Subjektive Beeinträchtigung?
- Emotionale Störung, z. B. Ängste?
- Nässt das Kind auch tagsüber ein?
- Miktionsauffälligkeiten, z. B. Haltemanöver, Drangsymptome?
- Psychosoziale Stressoren?
- Psychiatrische Begleitsymptomatik?
- Sonstige?

Ressourcen
- Fehlen jeglicher Tagessymptomatik
- Wahrnehmung für die Blasenfüllung ist vorhanden
- Kind kann das Urinieren willkürlich unterbrechen
- Kind arbeitet gut mit und ist motiviert
- Sonstige

Ziele festlegen

- Das Kind nässt nicht mehr ein
- Ausschluss einer organischen Störung

Maßnahmen planen

- Ausführliche Beratung und Information des Kindes und der Eltern
- Vor dem Zubettgehen Toilette aufsuchen lassen
- Kindgerechtes Miktionsprotokoll führen, z. B. Sonne-Regen-Kalender
- Abendliche Trinkmenge verringern
- Kind zu kontrolliertem Urinieren anleiten:
  - Klingelhose oder Klingelmatte geben → aktiviert durch Nässe Weckalarm
  - Blasentraining, wenn Miktionsauffälligkeiten vorliegen
  - Verstärkerplan

- Motivation des Kindes unterstützen
- Ggf. Medikamente nach Anordnung

Ergebnisse prüfen

- Miktionsprotokoll
- Miktionsverhalten
- Psychosoziale Belastung
- Motivation
- Verständnis, Compliance

Epilepsie

Spontanes wiederholtes Auftreten zerebraler Krampfanfälle; syn. Krampfleiden, Fallsucht; weiterführende Stichworte: ➢ *Abhängigkeit, Angst, Bewusstseinsveränderung/Bewusstlosigkeit, Desorientiertheit/Orientierungsstörung, Halluzinationen, Harninkontinenz, Stuhlinkontinenz*

Informationen sammeln

- Seit wann ist die Erkrankung bekannt?
- Wie zeigt sich die Epilepsie?
- Nimmt Pat. regelmäßig Medikamente ein? Wenn ja, welche?

Ursachen
- Ohne erkennbare Ursache?
- Hirntumore?
- Schlaganfall?
- Schädel-Hirn-Trauma?
- Stoffwechselerkrankungen?
- Alkohol?

Probleme
- Wie oft treten Anfälle auf?
- Wie lange dauert ein Anfall?
- Welche Anfälle treten auf?
  - Grand-mal?
  - Absencen?
  - Klonische Zuckungen?
  - Pelziges Gefühl an einer Extremität?
  - Jackson-Anfälle?
  - Psychomotorische Anfälle?
- Macht sich der Anfall vorher bemerkbar?
  - Vorausgehende Aura?
  - Synkopen?
  - Hyperventilation?
- Blutdruck?
- Pulsfrequenz?
- Blutzucker?
- Temperatur?
- Sonstige?

Ressourcen
- Pat. kennt Krankheit und anfallauslösende Faktoren
- Pat. nimmt Medikamente regelmäßig
- Keine zusätzlichen Erkrankungen bekannt
- Guter AZ/EZ
- Familienangehörige/Freunde unterstützen den Pat.
- Pat. hat einen Hund, der ausgebildet ist
- Sonstige

Ziele festlegen

- Pat. weiß über Krankheit und begünstigende Faktoren Bescheid
- Pat. meidet anfallsbegünstigende Faktoren
- Pat. erkennt Frühzeichen eines Anfalls rechtzeitig und kann sich schützen
- Sicherheit des Pat. ist gewährleistet
- Pat. kennt Wirkungen, Nebenwirkungen und Einnahme der Medikamente und kann sicher damit umgehen
- Pat. ist anfallsfrei

- Pat. führt ein selbstbestimmtes „normales“Leben:
  - Kann weiter Auto fahren
  - Ist weiterhin in einem Arbeitsverhältnis
  - Nimmt am gesellschaftlichen Leben teil
  - Hat sein Leben so umgestellt, dass krankheitsbegünstigende Faktoren minimiert sind
  - Lebensqualität des Pat. bleibt erhalten

Maßnahmen planen

- Medikamente nach Anordnung
- Beratungsgespräche über:
  - Schonende Lebensführung
  - Wichtigkeit der und Vorgehen bei der Medikamenteneinnahme
  - Führung eines Anfallskalenders
  - Arztkonsultation vor Einnahme nicht verordneter Medikamente, z. B. Schmerzmittel
- Regelmäßiger Tagesablauf und ausreichend Schlaf
- Für nicht zu lange Schlafzeiten sorgen
- Entspannungsübungen
- Keine flackernden Lichtreize, kein Alkohol
- Pat. dazu raten, ein Merkblatt mit Erste-Hilfe-Maßnahmen bei sich zu führen
- Kontakt zu Selbsthilfegruppen herstellen
- Pat. zum Ausdauersport raten

Ergebnisse prüfen

- Vitalzeichen
- Anfallstagebuch
- Wohlbefinden
- Krankheitsverständnis, Compliance

Erbrechen

Schwallartiges Entleeren von Mageninhalt über den Mund; syn. Emesis; weiterführende Stichworte: ➢ *Anorexia nervosa, Appetitlosigkeit, Aspirationsprophylaxe, Bauchschmerzen, Dehydratation/Exsikkose, Dehydratationsprophylaxe, Flüssigkeitsbilanzierung, Gewichtsverlust, Hämatemesis, Haut trockene, Hypoglykämie, Hypotonie, Infusion, Kachexie, Mangelernährung, Übelkeit*

Informationen sammeln

- Seit wann besteht das Erbrechen?
- Wie häufig und wann zuletzt?
- Wie zeigt sich das Erbrechen (Begleitsymptome)?

Ursachen

- Nahrungsaufnahme?
- Medikamenteneinnahme?
- Bei Krebstherapie?
- Vergiftungszeichen?
  - Verdorbene Lebensmittel?
  - Giftstoffe?
  - Alkohol?
- Allergien?
- Erkrankung der Bauchorgane?
- Herzerkrankung?
- Gehirnerkrankung?
- Reaktion auf:
  - Große Angst?
  - Ekel?
  - Schmerzen?
- Schwangerschaft?
- Sonstige?

Probleme

- Wann?
  - Nach Nahrungsaufnahme?
  - Nach Medikamenteneinnahme?
  - Nüchtern?
- Farbe?
- Geruch?
- Beschaffenheit?
- Beimengungen?
  - Schleim?
  - Blut?
  - Nahrung?
- Menge?
- Schwindel?
- Lähmungen?
- Kopfschmerz?
- Nackensteifigkeit?
- Diarrhö?
- Obstipation (Ileus)?
- Darmgeräusche?
- Schmerzen?
- Pulsfrequenz?
- Blutdruck?
- Temperatur?
- Sonstige?

Ressourcen

- Selbstständiges Aufsuchen der Toilette und/oder Benutzen von Nierenschale möglich
- Keine zusätzlichen Erkrankungen bekannt

- Flüssigkeitsaufnahme ist möglich
- Erbrechen besteht erst kurzfristig
- Guter AZ/EZ
- Sonstige

Ziele festlegen

- Pat. erbricht nicht mehr
- Pat. fühlt sich wohl, ist frei von Begleitsymptomen
- Flüssigkeitshaushalt ist aufrechterhalten
- Elektrolythaushalt ist physiologisch
- Aspiration ist vermieden

Maßnahmen planen

- Pat. aufrecht sitzen lassen
- Erbrochenes sofort aus dem Zimmer bringen
- Erbrochenes evtl. für toxikologische Untersuchung aufheben
- Ggf. beim Erbrechen den Kopf halten
- Auf Operationswunden beim Erbrechen leichten Gegendruck ausüben
- Bei Bettruhe alle Prophylaxen
- Bauchdeckenentspannende Lagerung
- Ggf. Seitenlage
- Zahnprothese herausnehmen (lassen)
- Mundpflege anbieten
- Flüssigkeit anbieten
- Gesicht waschen (lassen)
- Frische Kleidung bereitlegen
- Nahrungskarenz → Vorsicht bei Diabetikern (BZ-Kontrollen!)
- Medikamente nach Anordnung
- Flüssigkeitsbilanz

Ergebnisse prüfen

- Erbrechen
- Darmausscheidung
- Flüssigkeitsbilanz
- Vitalzeichen
- Hautturgor
- Nahrungsbilanz
- Schmerzen
- Krankheitsverständnis, Compliance

Ernährungssonden

Schlauch, der in den Magen-Darm-Trakt eines Patienten eingebracht wird, um diesen mit Nahrung zu versorgen, z.B. Magensonde, PEG, PEJ; weiterführende Stichworte: ➤ *Anorexia nervosa, Appetitlosigkeit, Aspirationsprophylaxe, Bauchschmerzen, Diarrhö, Erbrechen, Flüssigkeitsbilanzierung, Gewichtsverlust, Mangelernährung, Schluckstörungen, Sondenernährung, Soor- und Parotitisprophylaxe*

Informationen sammeln

- Wie lange liegt die Sonde?
- Was für eine Sonde hat der Pat.?
  - Nasogastral?
  - Nasojejunal?
  - Nasobiliär?
  - PEG?
  - PEJ?
  - Einlumig?
  - Doppellumig?
- Ist die Sonde temporär oder dauerhaft angelegt?
- Wozu dient die Sonde?
  - Ernährung?
  - Ablaufen von Sekret?

Indikationen

- Unfähigkeit, Nahrung und Flüssigkeit aufzunehmen?
- Schluckstörungen?
- Tumor?
- Abflusshindernis im Bereich der Gallengänge?
- Ableiten oder Absaugen von Magensaft oder Blut zur Entlastung?
- Postoperativ?
- Sonstige?

Probleme

- Akzeptanz der Sonde?
- Vitalzeichen?
- Bewusstseinslage?
- Orientierung?
- Gewicht?
- Übelkeit?
- Erbrechen?
- Würgereflex?
- Schmerzen?
- Durchfall?
- Obstipation?
- Haut:
  - Hautzustand um Einstichstelle/Nasenloch
  - Ulzera an/in der Nase?
  - Infektion bei PEG, PEJ?
- Sonstige?

Ressourcen

- Pat. ist orientiert und versteht, warum die Sonde indiziert ist
- Pat. darf trinken
- Sonde soll nicht dauerhaft belassen werden
- Sonde ist dem Pat. nicht unangenehm
- Sonstige

Ziele festlegen

- Pat. ist informiert und akzeptiert die Sonde
- Pat. hat einen angemessenen BMI
- Pat. nimmt ca. … ml Flüssigkeit pro Tag zu sich
- Hautzustand (Nase/Einstichstelle) des Pat. ist intakt
- Haut- oder Schleimhautverletzungen werden vermieden
- Infektionen werden vermieden, z. B. Eintrittspforte für Sondenkost

Maßnahmen planen

- Pflege entsprechend der Grunderkrankung
- Ggf. Hilfe bei den tgl. Verrichtungen
- Bei Bettlägerigkeit alle Prophylaxen
- Verbandswechsel bei PEG- oder PEJ-Sonde nach Standard
- Bei Nasensonde Fixationsstelle tgl. wechseln, bei sehr empfindlicher Haut mehrmals tgl.
- Nasenlöcher tgl. säubern und mit geeigneten Hautpflegemitteln pflegen
- Nahrung und Flüssigkeit nach Anordnung über Sonde verabreichen
- Medikamente: prüfen, ob im zermörserten Zustand (einzeln mörsern) applizierbar, einzeln verabreichen, mit Flüssigkeit nachspülen
- Nach Anordnung/Rücksprache Nasensonde wechseln oder neu legen
- Bei Magensonde regelmäßige Lagekontrolle (bei Ernährungssonden vor jeder Gabe von Nahrung)
- Kontrolle der Eintrittspforten
- Mobilisation der PEG, damit sie nicht einwächst
- Regelmäßig Ernährungsbeutel wechseln (12–24 Std. max.)
- Bei Sekretabsaugung auf Menge, Farbe Geruch und Beimengungen achten
- Bei Entleerungssonden Beutel unter Magenniveau aufhängen
- Bei Schonatmung Pneumonieprophylaxe

Ergebnisse prüfen

- Vitalzeichen
- Wohlbefinden
- Haut, Schleimhaut
- Sondenlage
- Gewicht
- Flüssigkeitsbilanz
- Sekret
- Verständnis, Compliance

Fieber

Erhöhung der Körperkerntemperatur auf über 38,0 °C; weiterführende Stichworte: ➤ Bronchitis, Dehydratation/Exsikkose, Dehydratationsprophylaxe, Dekubitusprophylaxe, Drainage, Flüssigkeitsbilanzierung, Grippe, Haut trockene, Husten, Infektion lokale, Intertrigoprophylaxe, Kopfschmerzen, MRSA, Pneumonie, Pneumonieprophylaxe, Schmerzen, Sepsis, Sinusitis, Soor- und Parotitisprophylaxe, Ventilationsstörungen, Wunde akute, Wunde chronische

Informationen sammeln

- Seit wann hat Pat. Fieber?
- Wie hoch ist das Fieber?
- Wie ist der Fieberverlauf (gleichmäßig oder in Schüben)?
- Wie wird es behandelt? Hilft die Therapie?

Ursachen
- Entzündungen, Infekte?
- Postoperative Phase?
- Schilddrüsenüberfunktion?
- Intoxikationen?
- Tumoren?
- Allergie?
- Sonstige?

Probleme
- Temperatur?
- Delir?
- Puls?
- Blutdruck?
- Atmung?
- Alter?
- Muskelzittern?
- Hautfarbe?
  - Blass?
  - Gerötet?
- Schläfrigkeit?
- Mattigkeit?
- Krankheitsgefühl?
- Kopfschmerzen?
- Gliederschmerzen?
- Überempfindlichkeit?
- Besonderer Fiebertyp?
  - Kontinuierlich?
  - Remittierend?
  - Intermittierend?
  - Rekurrierend?
  - Undulierend?
  - Biphasisch?
- Orientierung?
- Sonstige?

Ressourcen
- Pat. trinkt selbstständig und ausreichend
- Pat. kann Angaben über Temperaturempfinden machen
- Pat. ist orientiert und ansprechbar
- Schlaf des Pat. ist tief und fest
- Guter AZ/EZ

- Ursache bekannt
- Pat. hat keine zusätzlichen Erkrankungen
- Sonstige

Ziele festlegen

- Pat. hat eine normale Körpertemperatur zwischen 36,3 und 37,4 °C
- Pat. fühlt sich wohl
- Ursachen sind geklärt
- Komplikationen sind vermieden bzw. rechtzeitig erkannt worden
- Flüssigkeits- und Elektrolythaushalt sind im Normbereich

Maßnahmen planen

- Bettruhe
- Pflegemaßnahmen nach Fieberphase:
  - Bei Fieberanstieg (frieren) warme Decken
  - Bei Schüttelfrost warme Decken (ggf. warmes Getränk) und Arzt informieren
  - Bei Fieber und Fieberabfall dünnes Laken
- Pat. trocken halten:
  - Feuchte Kleider ausziehen
  - Häufiger Bettwäschewechsel
- Bei hoher Temperatur häufige Waschungen zur Erfrischung
- Fiebersenkende Maßnahmen (Wadenwickel) nur bei > 39 °C
- Fiebersenkende Maßnahmen bei Herzinsuffizienz > 38,5 °C
- Wadenwickel nicht bei Durchblutungsstörungen
- Medikamente nach Anordnung
- Wunschkost
- Unterstützung (Begleitung) bei der Mobilisation
- Auf Dehydratationszeichen achten
- Flüssigkeitsverlust ausgleichen:
  - Getränke nach Wunsch anbieten
  - Häufig kleine Mengen zum Trinken anbieten
  - Kühle Getränke
- Ggf. alle Prophylaxen
- Auf regelmäßigen Stuhlgang achten → Obstipationsgefahr
- Vitalzeichenkontrolle

Bei starkem Fieberabfall innerhalb weniger Std. besteht akute Kollapsgefahr.

Ergebnisse prüfen

- Temperatur (Ort der Messung dokumentieren: Ohr, rektal, sublingual)
- Vitalzeichen
- Flüssigkeitsbilanzierung
- Stuhlgang
- Hautbeschaffenheit
- Bewusstseinszustand
- Wohlbefinden
- Krankheitsverständnis, Compliance

Flüssigkeitsbilanzierung

Zusammenfassung der zugeführten und der abgeführten Mengen an Flüssigkeit innerhalb einer bestimmten Zeit; weiterführende Stichworte: ➢ *Anurie, Blasenkatheter, Dehydratation/Exsikkose, Dehydratationsprophylaxe, Diarrhö, Erbrechen, Ernährungssonden, Fieber, Herzinsuffizienz, Infusion, Sondenernährung*

Informationen sammeln

Gründe für die Bilanzierung

- Herzerkrankung?
- Nierenerkrankung?
- Lebererkrankung?
- Demenzielle Erkrankungen?
- Enterale und parenterale Ernährung?
- Sonstige?

Probleme

- Was nimmt Pat. an Flüssigkeit auf?
  - Per Magensonde?
  - Getränke?
  - Suppen?
  - Speisen?
  - Infusionsflüssigkeit?
  - Medikamente (z. B. Tropfen, Lösungen)?
- Was scheidet Pat. aus?
  - Urin?
  - Stuhl?
  - Diarrhö?
  - Erbrochenes?
  - Schweiß?
  - Atemluft?
  - Wundsekret?
  - Abfluss über Drainagen?
  - Abfluss über Sonden?
  - Punktate?
  - Blutungen?
- Fieber?
- Gewicht?
- Sonstige?

Ressourcen

- Pat. kann Trinkmenge selbst aufschreiben
- Pat. kann Urinmenge selbst aufschreiben bzw. Urin sammeln
- Pat. ist orientiert
- Pat. ist mobil
- Familienangehörige/Freunde unterstützen den Pat.
- Sonstige

Ziele festlegen

- Vollständige Übersicht über tgl. Flüssigkeitsein- und -ausfuhr
- Pat. hat einen ausgeglichenen Flüssigkeitshaushalt
- Pat. lagert keine Flüssigkeit ein
- Pat. und ggf. Angehörige sind über Wichtigkeit und Durchführung der Bilanzierung informiert und arbeiten mit

Maßnahmen planen

- Bilanzblatt bereitlegen
- Pat., Angehörige und alle Mitarbeiter informieren
- Zu Beginn der Bilanzierung Blase entleeren lassen
- Zu Beginn der Bilanzierung Drainageflüssigkeit verwerfen
- Ein- und Ausfuhr in ml auf Bilanzblatt notieren
- Am Ende der Bilanzierung Blase entleeren lassen und mit berechnen
- Zusätzliche Angaben gewinnen durch:
  - Gewichtskontrolle
  - Hautturgor
  - Beobachtung der Schleimhäute

Ergebnisse prüfen

- Krankheitsverständnis, Compliance
- Bewusstseinslage, Orientierung, Befinden
- Hautbeschaffenheit
- Gewicht
- Vitalwerte

Eine positive Bilanz bis 200 ml ist noch ausgeglichen. Die Aussagekraft einer Bilanz ist gering bei ungenügender Mitarbeit des Pat., Inkontinenz und starkem Schwitzen.

Gastritis

Akute oder chronische Entzündung der Magenschleimhaut; syn. Magenschleimhautentzündung; weiterführende Stichworte: ➢ Anämie, Appetitlosigkeit, Bauchschmerzen, Hämatemesis, Schmerzen, Teerstuhl, Übelkeit

Informationen sammeln

- Seit wann liegen Beschwerden vor?
- Wird Pat. bereits wegen Gastritis behandelt?
- Tritt die Gastritis akut auf oder besteht sie bereits chronisch?

Ursachen
- Autoimmun?
- Bakteriell?
- Chemisch-toxisch?
- Sonstige?

Probleme
- Druckgefühl in der Magengegend?
- Appetitlosigkeit?
- Sodbrennen?
- Übelkeit?
- Erbrechen?
- Schmerzen?
- Ulkuszeichen?
  - Hämatemesis?
  - Teerstuhl?
- Blutdruck?
- Puls?
- Temperatur?
- Gewicht?
- Ernährungsgewohnheiten?
- Rauchen?
- Medikamenteneinnahme?
- Sonstige?

Ressourcen
- Pat. kennt Erkrankung und weiß, was ihm gegen Schmerzen hilft
- Pat. kennt lindernde Maßnahmen
- Pat. ist mobil und selbstständig
- Keine weiteren Erkrankungen liegen vor
- Guter AZ/EZ
- Gesunde Lebensführung
- Sonstige

Ziele festlegen

- Pat. ist beschwerdefrei
- Pat. kennt die Ursache
- Pat. entwickelt keine Folgeerkrankungen (z. B. Ulkus)
- Pat. weiß über Komplikationen Bescheid und meldet sich sofort (z. B. Blutung)
- Pat. kennt Diät und hält sich daran
- Pat. stellt sein Leben so um, dass krankheitsbegünstigende Faktoren minimiert sind

Maßnahmen planen

- Nahungskarenz bei akuten Beschwerden
- Medikamente nach Anordnung
- Ggf. Wunschkost

- Viele kleine Mahlzeiten
- Viel Zeit zum Essen lassen
- Keine einschnürende Kleidung
- Kein Kaffee, Alkohol, Nikotin, säurehaltige Teesorten
- Entspannungstechniken einüben lassen
- Entbehrliche Medikamente vom Arzt absetzen lassen
- Gesundheitsberatung bezüglich Lebensweise und Ernährung
- Flüssigkeitsbilanz
- Körperliche Schonung
- Ggf. Hilfe bei tgl. Verrichtungen

Ergebnisse prüfen

- Wohlbefinden
- Gewicht
- Vitalzeichen
- Schmerzen
- Krankheitsverständnis, Compliance

Gedächtnisstörungen

Störung der Merk- bzw. Erinnerungsfähigkeit; weiterführende Stichworte: ➤ *Abhängigkeit, Dehydratation/Exsikkose, Demenz, Depression, Halluzinationen, Parkinsonsyndrom*

Informationen sammeln

- Seit wann liegen Beschwerden vor?
- Wird Pat. bereits wegen Gedächtnisstörungen behandelt?

Ursachen

- Amnesie?
- Alter?
- Alkoholabhängigkeit?
- Anämie?
- Hypoxämie?
- Gehirnerkrankungen?
- Verminderte Herzauswurfleistung?
- Störungen des Flüssigkeits- und Elektrolythaushalts?
- Massive Störungen durch die Umwelt?
- Sonstige?

Probleme

- Was vergisst Pat.?
  - Namen generell?
  - Namen besonders nahe stehender Personen?
  - Orte?
  - Fakten?
  - Ereignisse?
  - (Begonnene) Handlungen?
  - Termine?
  - Medikamenteneinnahme?
  - Grundbedürfnisse, z. B. Essen, Trinken, Schlafen, auf Toilette gehen?
- Sonstige?

Ressourcen

- Pat. erinnert sich an lange Zurückliegendes
- Pat. erinnert sich an vor kurzem Geschehenes
- Pat. kann früher beherrschte Handlungen ausführen
- Pat. sind die Gedächtnisstörungen bewusst, nimmt sie an und kann sich – soweit möglich – helfen
- Intaktes soziales Umfeld
- Guter AZ/EZ
- Keine weiteren Erkrankungen
- Sonstige

Ziele festlegen

- Pat. besitzt Krankheitseinsicht
- Pat. nutzt Gedächtnishilfen
- Pat. kann sich mitteilen
- Pat. findet Verständnis und individuelle Unterstützung
- Bei Möglichkeit der Beseitigung der Ursache: gute Gedächtnisleistung
- Pat. trainiert sein Gedächtnis

Maßnahmen planen

- Gedächtnishilfen anbieten
- Beobachtung der Gedächtnisleistung, insbesondere ob:
  - Termine eingehalten werden
  - Medikamente eingenommen werden
- Beobachtung der Orientiertheit, z. B. zeitlich, örtlich, zur Person
- Geduldige, verständnisvolle Haltung dem Pat. gegenüber
- Medikamente nach Anordnung
- Gedächtnistraining anbieten
- Fähigkeiten des Pat. hervorheben
- Orientierungshilfen anbieten
- Ggf. Hilfe bei der Körperpflege
- Nahrungs- und Flüssigkeitsaufnahme beobachten
- Schulung der Angehörigen

Ergebnisse prüfen

- Orientierung
- Gedächtnis
- Gewicht
- Nahrungs- und Flüssigkeitsaufnahme
- Krankheitsverständnis, Compliance

Gelenksteifigkeit

Teilweise oder vollständige Einschränkung der Beweglichkeit eines oder mehrerer Gelenke; weiterführende Stichworte: ➢ Bewegungseinschränkung, Immobilität, Kontraktur, Kontrakturenprophylaxe, Rheumatische Erkankungen, Spastik, Spitzfuß, Sturzprophylaxe

Informationen sammeln

- Seit wann besteht die Gelenksteifigkeit?

Ursachen
- Rheuma?
- Schleimbeutelentzündung?
- Sehnenscheidenentzündung?
- Medikamente?
- Gelenknahe Narben?
- Spastiken?
- Sonstige?

Probleme
- Welche Gelenke sind betroffen?
- Gelenkschwellung?
- Schmerzen?
  - Anlaufschmerz?
  - Belastungsschmerz?
  - Nacht- und Ruheschmerz?
  - Akut?
  - Schubweise?
- Fühlt sich das Gelenk warm an?
- Ist das Gelenk druckempfindlich?
- Morgensteifigkeit?
- Deformierung?
- Fehlstellung?
- Kontrakturen?
- Muskelatrophie?
- Appetitlosigkeit?
- Schwäche?
- Gewicht?
- Fieber?
- Trockene Augen? Fremdkörpergefühl? Hornhautdefekt?
- Hautausschlag?
- Rheumaknoten?
- Psoriasis?
- Sklerodermie?
- Schmerzen im Thorax?
- Schmerzen beim Niesen und Husten?
- Stress? Ängste?
- Sonstige?

Ressourcen
- Pat. kennt die Erkrankung und kennt lindernde Maßnahmen
- Pat. benutzt bereits Hilfsmittel
- Pat. ist ggf. medikamentös eingestellt
- Keine weiteren Erkrankungen
- Pat. ist mobil
- Guter AZ/EZ
- Sonstige

Ziele festlegen

- Verspannungen sind gelöst
- Vorhandene Bewegungsmöglichkeiten werden erhalten
- Kontrakturen sind verhindert
- Muskulatur ist gekräftigt

- Pat. hat ein positives Körpergefühl
- Pat. kennt Hilfsmittel und Methoden und wendet sie an
- Pat. hat Schmerzen von nicht mehr als 3/10 analog der Numerischen Rangskala

Maßnahmen planen

- Gemeinsam mit Physiotherapie, Ergotherapie, Ärzten und anderen Therapeuten einen Pflege-, Bewegungs- und Therapieplan aufstellen, gemeinsam Ziele setzen
- Medikamente nach Anordnung
- Schmerzmanagement durchführen
- Gelenke lagern
- Bei unbeweglichen Pat. häufige Lagewechsel
- Evtl. Nachtlagerungsschienen
- Pat. möglichst leichte Decke geben
- Evtl. für ausreichend Wärme sorgen
- Kälte und Wärmeanwendung
  - Wärme bei Arthrose und Wirbelsäulenleiden
  - Kälte bei Arthritis und Schleimbeutelentzündung
- Gelenke passiv durchbewegen
- Gelenke nicht gewaltsam bewegen
- Pat. zu aktiver Bewegung motivieren
- Pat. bei der Körperpflege mitarbeiten lassen
- Spezialgriffe an Essbesteck
- Klettverschlüsse statt Knöpfe an der Kleidung
- Alles, was Pat. braucht, in Reichweite legen, z. B. Klingel, Lichtschalter, Gehhilfe
- Gelenke vor besonderen Belastungen kühlen
- Festes Schuhwerk
- Rutschfeste Sohle
- Sturzprophylaxe:
  - Trockene Böden
  - Rutschfeste Unterlagen im Bad
  - Aufgeräumte Fußböden (keine Stolperfallen)
  - Genügend Platz für Gehhilfen
  - Bremse bei Rollstuhl anziehen
- Sitz- und Toilettensitzerhöhung
- Ggf. Hilfe beim Reinigen des Intimbereichs
- Abendliche Schmerzmedikation möglichst spät verabreichen, um Durchschlafen zu erleichtern
- Sozialarbeiter benachrichtigen
- Pat. über Selbsthilfegruppen informieren
- Pat. zu zweckmäßiger, aber schicker Kleidung anregen
- Ggf. Übergewicht abbauen
- Ernährungsberatung anbieten

Ergebnisse prüfen

- Lagerung
- Bewegungsfähigkeit
- Allgemeinbefinden
- Schmerzen
- Gewicht
- Krankheitsverständnis, Compliance

Gewichtsverlust

Signifikante Abnahme des Körpergewichts; weiterführende Stichworte: ➢ Abhängigkeit, Anorexia nervosa, Appetitlosigkeit, Bauchschmerzen, Dehydratation/Exsikkose, Dehydratationsprophylaxe, Diarrhö, Erbrechen, Ernährungssonden, Hypoglykämie, Immobilität, Kachexie, Mangelernährung, Schluckstörungen, Sondenernährung, Übelkeit

Informationen sammeln

- Seit wann besteht Gewichtsverlust?
- Wie groß ist der Gewichtsverlust?

Ursachen
- Unzureichende Nahrungsaufnahme?
- Inappetenz?
- Schmerzen?
- Verändertes Geschmacksempfinden?
- Erkrankung (Tumor)?
- Unfähigkeit, Nahrungsmittel zuzubereiten (z. B. fehlende Fingerfertigkeit)?
- Finanzielle Beschränkung?
- Suchtmittelabhängigkeit?
- Stress?
- Einhaltung besonderer Diäten?
- Gesteigerter Stoffwechsel?
- Absorptionsstörungen?
- Depression?
- Schluckstörungen?
- Hirnleistungsstörung?
- Essstörungen, z. B. Bulimie?
- Nahrungsverweigerung?
- Sonstige?

Probleme
- Gewicht?
- Zahnstatus?
- Infekte?
- Appetitlosigkeit?
- Haarausfall?
- Blasse Konjunktiven?
- Blasse Mundschleimhaut?
- Bauchkrämpfe?
- Bauchschmerzen?
- Lebhafte Darmgeräusche?
- Diarrhö?
- Fettstuhl?
- Schwacher Muskeltonus?
- Erschöpfung?
- Schwindel?
- Blutdruck?
- Puls?
- Temperatur?
- Sonstige?

Ressourcen
- Lieblingsspeisen und -getränke des Pat. werden angenommen
- Guter AZ
- Keine Begleitbeschwerden
- Pat. ist orientiert
- Sonstige

Ziele festlegen

- Pat. ist über die tgl. erforderliche Nahrungsmenge informiert
- Pat. isst mit Appetit und Genuss

- Gewichtsverlust ist gestoppt
- Pat. hat sein Wohlfühlgewicht erreicht
- Pat. hat einen angemessenen BMI

Maßnahmen planen

- Zielgewicht festlegen
- Pat. über Wichtigkeit des Essens informieren
- Wunschkost bestellen
- Hochkalorische Ergänzungsnahrung anbieten
- Darauf achten, dass das Essen warm ist
- Pat. Zeit zum Essen lassen
- Mehrere kleine Mahlzeiten anbieten, auf appetitliche Zubereitung achten
- Beim Abräumen prüfen, was gegessen wurde, und dies dokumentieren
- Bei Schluckstörungen logopädische Mitbehandlung
- Entspannungstechniken empfehlen
- Kontakt zu Selbsthilfegruppen herstellen
- Angehörige einbeziehen

Ergebnisse prüfen

- Appetit des Pat.
- Gewicht
- Vitalzeichen
- Wohlbefinden
- Krankheitsverständnis, Compliance

Gicht

Klinische Manifestation der Hyperurikämie; syn. Urikopathie; weiterführende Stichworte: ➤ *Bewegungseinschränkung, Flüssigkeitsbilanzierung, Gelenksteifigkeit, Hypercholesterinämie*

Informationen sammeln

- Seit wann ist Gicht bekannt?
- Wird Pat. gegen Gicht behandelt?
- Welche Gelenke sind betroffen?
- Wie stark?
- Verwendet Pat. Hilfsmittel?

Ursachen
- Stoffwechselerkrankung?
- Nierenfunktionsstörung?
- Gesteigerter Zelluntergang?

Probleme
- Haltung?
- Beweglichkeit?
- Schmerzen?
- Entzündungszeichen an Gelenken?
- Druckempfindlichkeit?
- Gelenkveränderungen?
- Gichtknoten?
  - In der Nähe von Gelenkkapseln?
  - Am Rand des Ohrknorpels?
- Urin?
  - Menge?
  - Farbe?
  - Beimengungen?
- Anfälle?
  - Wie oft?
  - Nach Alkoholgenuss?
  - Nach Festessen?
  - Zu welcher Tageszeit?
  - Nach körperlicher Anstrengung?
- Ernährung?
- Nierenfunktion?
- Nierensteine?
- Niereninfekt?
- Harnwegsinfekt?
- Gewicht?
- Temperatur?
- Befinden?
- Sonstige?

Ressourcen
- Pat. ist über die Krankheit informiert und kennt mögliche Ursachen
- Pat. kennt Sofortmaßnahmen bei einem akuten Gichtanfall (Kühlung und Ruhigstellung)
- Keine Begleiterkrankungen
- Guter AZ/EZ
- Sonstige

Ziele festlegen

- Schmerzfreiheit oder Schmerzstärke von nicht mehr als 3/10 analog der Numerischen Rangskala
- Pat. kennt den Zusammenhang zwischen purinreicher Ernährung, Alkohol

und Gichtanfällen und weiß, dass er sich lebenslang purinarm ernähren muss
- Pat. hält Diät ein
- Pat. hat einen BMI < 25

Maßnahmen planen

- Gelenk bei akutem Anfall ruhig stellen
- Kalte Umschläge
- Leichte Decke, evtl. Bettbogen
- Mind. … Liter/Tag trinken (kein Alkohol, Kaffee, auch kein alkoholfreies Bier)
- Hilfe bei tgl. Verrichtungen
- Arztanordnungen ausführen (Blutuntersuchung, Urinuntersuchungen vorbereiten, Medikamente)
- Bewegungsübungen
- Schmerzmanagement durchführen
- Purinarme Ernährung, d. h. nahezu vegetarische Diät, keine Hülsenfrüchte, keinen Alkohol!
- Aushändigen von „Purintabellen“ (= Übersicht über Puringehalt einzelner Lebensmittel)
- Übergewicht langsam abbauen
- Ernährungsberatung anbieten
- Kontakt zu Selbsthilfegruppen ermöglichen

Ergebnisse prüfen

- Beweglichkeit
- Schmerzen
- Laborwerte
- Anfälle
- Wohlbefinden
- Gewicht
- Ernährungsprotokoll
- Krankheitsverständnis, Compliance

Glaukom

Erkrankung, die mit einer Erhöhung des Augeninnendrucks einhergeht; syn. Grüner Star; weiterführende Stichworte: ➤ Erbrechen, Katarakt, Sehstörungen, Sturzprophylaxe, Übelkeit

Informationen sammeln

- Seit wann liegen Symptome vor?
- Wird das Glaukom bereits behandelt?
- Welche Form des Glaukoms liegt vor?

Ursachen

- Zustand nach Narkose?
- Augenerkrankungen?
- Augenverletzungen?
- Gefäßneubildung bei Diabetes mellitus?
- Entzündungen?
- Sonstige?

Probleme

- Sehverlust?
- Gesichtsfeldverengung?
- Sieht Pat. Regenbogen um Lichtquellen?
- Schmerzen im Auge?
- Auge gerötet?
- Pupille?
  - Lichtstarr?
  - Erweitert?
- Tränenfluss?
- Kopfschmerzen?
- Übelkeit?
- Erbrechen?
- Angst vor Erblindung?
- Sonstige?

Ressourcen

- Pat. ist mobil, findet sich zurecht
- Pat. kann sich selbstständig Augentropfen verabreichen
- Pat. ist orientiert
- Familienangehörige/Freunde unterstützen den Pat.
- Sonstige

Ziele festlegen

- Pat. weiß, dass die Augentropfen regelmäßig genommen werden müssen
- Pat. kennt den Umgang mit Augentropfen
- Pat. kann über seine Angst vor Erblindung sprechen
- Pat. kennt und vermeidet Tätigkeiten, die den Augeninnendruck erhöhen
- Pat. ist über Warnzeichen einer akuten Druckerhöhung, die eine sofortige Augenarztvorstellung erforderlich machen, informiert
- Pat. kann ein selbstständiges Leben führen:
  - Findet sich in Umgebung zurecht
  - Hat soziale Kontakte
  - Nimmt am gesellschaftlichen Leben teil

Maßnahmen planen

- Bei plötzlich vermindertem Sehvermögen sofort den Arzt rufen
- Regelmäßig Augentropfen nach Anordnung
- Zuversichtliche Haltung dem Pat. gegenüber einnehmen
- Für Sicherheit sorgen, z. B. Sturzprophylaxe
- Zu regelmäßigen Augenarztbesuchen raten
- Zum Führen eines Glaukompasses anleiten
- Ggf. Orientierungstraining
- Ggf. Mobilisationstraining
- Kontakt zu Selbsthilfegruppen ermöglichen

Ergebnisse prüfen

- Sehvermögen
- Wohlbefinden
- Schmerzen
- Glaukom-Pass
- Krankheitsverständnis, Compliance

Grippe

Durch Grippevirus ausgelöste Infektionskrankheit; syn. Influenza; weiterführende Stichworte: ➤ *Bronchitis, Dyspnoe, Fieber, Flüssigkeitsbilanzierung, Husten, Kopfschmerzen, Pneumonie, Pneumonieprophylaxe, Schluckstörungen, Schwitzen übermäßiges*

Informationen sammeln

- Seit wann bestehen Symptome?
- Wie zeigt sich die Influenza?
- Nimmt Pat. Medikamente ein?
- Hat Pat. häufiger Grippe?

Probleme
- Kopfschmerzen?
- Gliederschmerzen?
- Rückenschmerzen?
- Heiserkeit?
- Halsschmerzen?
- Husten?
- Schnupfen?
- Sputum?
  - Farbe?
  - Menge?
  - Beschaffenheit?
- Schwitzen?
- Temperatur?
- Pulsfrequenz?
- Blutdruck?
- Sonstige?

Ressourcen
- Guter AZ/EZ
- Keine weiteren Erkrankungen bekannt
- Pat. kann sich selbstständig versorgen
- Pat. ist orientiert
- Pat. ist geimpft
- Sonstige

Ziele festlegen

- Pat. ist fieberfrei
- Pat. kann abhusten
- Influenza heilt aus
- Bakterielle Sekundärinfektionen sind vermieden
- Verschlimmerung von bereits bestehenden Erkrankungen ist vermieden

Maßnahmen planen

- Ggf. Bettruhe
- Medikamente nach Anordnung
- Häufige Temperaturkontrolle
- Fiebersenkende Maßnahmen
- Unterstützung bei der Körperpflege
- Hilfe bei tgl. Verrichtungen
- Bei Bettlägerigkeit alle Prophylaxen
- Körperliche Schonung
- Leichte Kost, salzhaltiges wie z. B. Brühe
- Viel zu trinken anbieten
- Flüssigkeitsbilanz
- Hustenstillende Maßnahmen
- Inhalationen nach Anordnung anbieten
- Einreibungen anbieten
- Einhalten von Hygieneregeln, ggf. Mundschutz

Ergebnisse prüfen

- Vitalzeichen
- Haut
- Wohlbefinden
- Krankheitsverständnis, Compliance

Hämatemesis

Erbrechen von Blut aus Speiseröhre, Magen oder Zwölffingerdarm; syn. Bluterbrechen; weiterführende Stichworte: ➢ *Anämie, Angst, Appetitlosigkeit, Bauchschmerzen, Bewusstseinsveränderung/Bewusstlosigkeit, Erbrechen, Flüssigkeitsbilanzierung, Gastritis, Hypotonie, Infusion, Schmerzen, Teerstuhl, Übelkeit*

Informationen sammeln

- Seit wann erbricht Pat. Blut?
- Wie oft?
- Das 1. Mal?

Ursachen
- Magengeschwür?
- Ösophagusvarizen?
- Sonstige?

Probleme
- Farbe des Erbrochenen?
  - Schwarz?
  - Rot?
- Kaffeesatzartig?
- Schaumig?
- Ist der pH-Wert < oder > 7?
- Blässe?
- Kaltschweißigkeit?
- Schockzeichen?
- Teerstuhl?
- Übelkeit?
- Puls?
- Blutdruck?
- Mundschleimhaut?
- Atmung?
- Bewusstseinslage?
- Orientierung?
- Angst?
- Sonstige?

Ressourcen
- Pat. kann selbstständig Nierenschale halten oder Toilette aufsuchen
- Guter AZ/EZ
- Pat. ist orientiert
- Sonstige

Ziele festlegen

- Die Blutung ist gestillt, verursachende Faktoren sind bekannt
- Pat. fühlt sich sicher
- Keine Begleitsymptome vorhanden
- Gesundheitszustand ist stabil

Maßnahmen planen

- Aufrechte Sitzposition
- Bei Bettlägerigkeit alle Prophylaxen
- Nahrungs- und Flüssigkeitskarenz
- Medikamente und Bettruhe nach Anordnung
- Bauchdeckenentspannende Lagerung
- Ggf. Seitenlage
- Zahnprothese herausnehmen (lassen)
- Mundpflege anbieten

- Flüssigkeitsbilanz
- Vitalzeichenkontrolle
- Bei Ösophagusvarizen:
  - Ggf. passierte Kost
  - Starkes Husten vermeiden
  - Bei liegender Sonde Atmung beobachten
- Ernährungsberatung anbieten

Ergebnisse prüfen

- Erbrechen
- Vitalzeichen
- Ausscheidung
- Bewusstseinslage
- Orientierung
- Wohlbefinden
- Krankheitsverständnis, Compliance

Hämaturie

Krankhafte Ausscheidung von roten Blutkörperchen mit dem Urin; weiterführende Stichworte: ➤ *Anämie, Angst, Bauchschmerzen, Dysurie, Flüssigkeitsbilanzierung, Harnwegsinfektion, Hypotonie, Schmerzen, Zystitis, Zystitisprophylaxe*

Informationen sammeln

- Seit wann bestehen Symptome?

Ursachen
- Tumoren in Nieren und ableitenden Harnwegen?
- Steine in Nieren und ableitenden Harnwegen?
- Entzündungen in Nieren und ableitenden Harnwegen, z. B. Glomerulonephritis?
- Blutungsneigung?
- Urinkatheter? Welche Art? Seit wann?
- Sonstige?

Probleme
- Urin?
  - Mikrohämaturie?
  - Makrohämaturie?
  - Schmerzen bei der Miktion?
  - Trübung?
- Menstruationsblutung?
- Übelkeit?
- Gefühl von Schwäche?
- Ödeme?
- (Kopf-)Schmerzen?
- Rückenschmerzen?
- Pulsfrequenz?
- Blutdruck?
- Temperatur?
- Atmung?
- Angst?
- Sonstige?

Ressourcen
- Ursache ist bekannt
- Pat. kann selbstständig die Toilette aufsuchen
- Pat. hat keine Schmerzen
- Pat. hat keine weiteren Erkrankungen
- Urin ist nicht stark blutig
- Sonstige

Ziele festlegen

- Pat. ist über die Bedeutung des Symptoms informiert
- Pat. fühlt sich sicher
- Intimsphäre ist bei allen Maßnahmen geschützt
- Urinausscheidung ist beschwerdefrei

Maßnahmen planen

- Bei Bettlägerigkeit alle Prophylaxen
- Viel trinken (… Liter/Tag)
- Unterstützen bei der Körperpflege
- Vitalzeichen häufig kontrollieren
- Flüssigkeitsbilanzierung
- Labor-Kontrollen
- Gewicht kontrollieren

- Diät:
  - Kochsalzarm
  - Eiweißarm

Ergebnisse prüfen

- Vitalzeichen
- Urin
- Wohlbefinden
- Krankheitseinsicht, Compliance

Hämorrhoiden

Krampfartige Erweiterungen des arteriovenösen Gefäßgeflechts des Analkanals; weiterführende Stichworte: ➤ *Adipositas, Juckreiz, Obstipation, Obstipationsprophylaxe, Schmerzen*

Informationen sammeln

- Seit wann liegen Symptome vor?
- Spricht Pat. unbefangen von ihnen oder ist es ihm peinlich?
- Welches Stadium haben die Hämorrhoiden?

Ursachen
- Übergewicht?
- Vorwiegend sitzende Tätigkeiten?
- Neigung zur Obstipation?
- Stuhl eher hart?
- Ausreichende Flüssigkeitszufuhr?
- Ballaststoffarme Ernährung?
- Sonstige?

Probleme
- Schmerzen im Analbereich?
- Blutauflagerung auf dem Stuhl?
- Jucken am After?
- Größere Knoten (Prolaps mit spontaner Reposition)?
- Brennen?
- Nässen?
- Hitzegefühl?
- Infektionen?
- Ödematöse Schwellung?
- Schleimabsonderung?
- Inkarzerierte Knoten?
- Blutungen?
- Ulzeration?
- Nekrosen?
- Thromben?
- Sonstige?

Ressourcen
- Selbstständige Hautpflege im Analbereich möglich
- Hämorrhoiden sind noch nicht stark ausgeprägt (Stadium 1)
- Guter AZ/EZ
- Pat. hat keine Schmerzen
- Es liegen keine Entzündungen vor
- Es liegen keine weiteren Erkrankungen vor
- Sonstige

Ziele festlegen

- Pat. kennt die Ursache
- Pat. hat beschwerdefreie Ausscheidung
- Pat. wäscht die Analregion nach jedem Stuhlgang
- Pat. wendet lokal wirkende Arzneimittel an
- Pat. vermeidet langes Sitzen
- Pat. trinkt viel (mind. … Liter/Tag) und isst ballaststoffreich
- Pat hat weichen Stuhlgang

Maßnahmen planen

- Ggf. Reduktion von Übergewicht
- Langes Sitzen vermeiden
- Obstipationsprophylaxe
- Ballaststoffreiche Kost
- Stopfende Nahrung vermeiden (Bananen)
- Viel zu trinken anbieten (mind. … Liter/Tag)
- Sorgfältige Analreinigung nach jedem Stuhlgang
- Kalte Umschläge
- Medikamente nach Anordnung
- Ernährungsberatung anbieten

Ergebnisse prüfen

- Beschwerden
- Wohlbefinden
- Krankheitsverständnis, Compliance
- Hygieneverhalten

Halluzinationen

Wahrnehmungserlebnis ohne reales Objekt; weiterführende Stichworte: ➢ *Abhängigkeit, Angst, Bewusstseinsveränderung/Bewusstlosigkeit, Dehydratation/Exsikkose, Demenz, Epilepsie, Fieber, Gedächtnisstörungen, Hyperventilation, Schlafstörungen*

Informationen sammeln

- Seit wann sind Halluzinationen bekannt?
- Wie zeigen sich die Halluzinationen?
- Treten sie das 1. Mal in Erscheinung?
- Erhält Pat. Medikamente?
- Liegen somatische Ursachen vor?

Ursachen
- Schizophrenie?
- Delir?
- Psychose?
- Epileptischer Anfall?
- Migräneanfall?
- Dehydratation?
- Schlafmangel, -entzug?
- Sonstige?

Probleme
- Hört Pat. nicht vorhandene Stimmen oder Geräusche?
- Erteilen die Stimmen Befehle?
- Sieht Pat. nicht vorhandene Personen oder Gegenstände?
- Nimmt Pat. Berührung, Druck, Schmerzen ohne vorhandenen Grund wahr?
- Nimmt Pat. nicht vorhandene Gerüche wahr?
- Fühlt sich Pat. durch die Halluzinationen bedroht?
- Sonstige?

Ressourcen
- Pat. ist seine Krankheit bekannt
- Er kann mit den Halluzinationen, soweit möglich, umgehen
- Soziales Umfeld (Familie, Freunde) ist intakt und informiert, kann auf den Pat. eingehen
- Pat. wird medikamentös behandelt und ist gut eingestellt
- Sonstige

Ziele festlegen

- Somatische Ursachen bekannt und behoben
- Pat. hat soziale Kontakte
- Pat. kann sich mitteilen
- Pat. ist angstfrei und fühlt sich sicher
- Pat. ist medikamentös gut eingestellt, kennt Zweck der Medikamente und nimmt diese selbstständig
- Pat. weiß und akzeptiert, dass er Dinge wahrnimmt, die andere nicht wahrnehmen

Maßnahmen planen

- Sicherheit vermitteln
- Kurze Gespräche führen
- Ängste aussprechen lassen
- Stressursachen ermitteln
- Pat. nicht überfordern oder beängstigen
- Über unverfängliche Dinge sprechen
- Fragen, was die Stimmen sagen
- Pat. nicht berühren
- Verhindern, dass Angst entsteht
- Bei entstehender Angst beim Pat. bleiben
- Medikamente nach Anordnung
- Familie und Freunde einbeziehen
- Verständnis vermitteln, deutlich machen, dass man selbst die Halluzination nicht wahrnimmt

Ergebnisse prüfen

- Verhalten
- Krankheitsverständnis, Compliance, auch der Angehörigen
- Wohlbefinden

Harninkontinenz

Unwillkürlicher Urinabgang zu ungeeigneter Zeit an einem ungeeigneten Ort; syn. Urininkontinenz; weiterführende Stichworte: ➢ Bewegungseinschränkung, Bewusstseinsveränderung/Bewusstlosigkeit, Blasenkatheter, Dysurie, Enuresis nocturna, Epilepsie, Flüssigkeitsbilanzierung, Harnwegsinfektion, Immobilität, Infusion, Kontinenzförderung, Lähmung, Multiple Sklerose, Nykturie, Polyurie, Schmerzen, Zystitis

Informationen sammeln

- Seit wann liegen Symptome vor?
- Spricht der Pat. unbefangen von ihnen oder ist es ihm peinlich?
- Wie zeigt sich die Inkontinenz?
- Verwendet er Hilfsmittel?

Ursachen

- Blasenerkrankungen?
  - Entzündungen?
  - Steine?
  - Tumoren?
- Querschnittslähmung?
- Multiple Sklerose?
- Neurologische Erkrankungen?
- Nebenwirkungen von Medikamenten?
- Schwangerschaft?
- Geburten?
- Frühere Operationen an Uterus, Blase, Prostata?
- Ist der Weg zur Toilette zu lang?
- Sehbehinderung?
- Ungewohnte Umgebung?
- Prostatahypertrophie?
- Sonstige?

Probleme

- Starker Harndrang?
- Häufiger Harndrang?
- Schwitzen?
- Unruhe?
- Füllungszustand der Blase?
- Schmerzen, Brennen beim Wasserlassen?
- Blasenspasmen?
- Urinabgang?
  - Kleine Mengen ohne Harndrang?
  - Beim Husten, Niesen, Pressen, Heben?
  - Beim Stehen, Bewegen, Aufstehen?
  - Im Liegen?
- Zwanghafter Harndrang?
- Nykturie?
- Übergewicht?
- Restharn?
- Bewusstseinslage?
- Psychische Belastungen?
- Sonstige?

Ressourcen

- Art der Inkontinenz ist bekannt
- Empfinden für Blasenfüllung ist vorhanden
- Anhalten des Wasserstrahls ist möglich
- Pat. kann Hilfsmittel anwenden
- Pat. ist orientiert
- Pat. kann selbstständig zur Toilette
- Pat. kann seine Kleidung selbstständig an- und ablegen
- Sonstige

Ziele festlegen

- Urinausscheidung ist beschwerdefrei
- Ist- und Ziel-Stufe im Kotinenzprofil ist individuell festgelegt
- Komplikationen und Folgeschäden sind verhindert bzw. frühzeitig erkannt
- Pat. kennt Ursachen für Inkontinenz und arbeitet an deren Bewältigung mit
- Pat. kennt für ihn geeignete Hilfsmittel und kann sie selbstständig anwenden
- Pat. nimmt seine Urinausscheidung wahr
- Pat hat Kontrolle über die Urinausscheidung
- Pat. kennt für ihn geeignete allgemeine und spezielle Maßnahmen zur Kontinenzförderung und kann sie selbstständig/mit Unterstützung anwenden
- Pat. macht Beckenbodengymnastik
- Pat. hat soziale Kontakte und nimmt am gesellschaftlichen Leben teil

Maßnahmen planen

- Hilfestellung für den Weg zur Toilette
- Miktionsprotokoll
- Auswahl geeigneter Hilfsmittel
- Information über die Anwendung von Hilfsmittel
- Hilfsmittel zur Probe anbieten, Kontrolle, mit welcher der Pat. am besten zurechtkommt
- Zugewandte, offene Haltung dem Pat. gegenüber
- Anleitung und Information über geeignete spezielle Maßnahmen, z. B.:
  - Varianten des Toiletten- und Blasentrainings
  - Beckenbodentraining mit und ohne technische Hilfsmittel
  - Triggertechniken
- Informieren über:
  - Geeignete Kleidung
  - Ableitende und/oder aufsaugende Inkontinenzhilfsmittel
  - Selbsthilfegruppen
- Unterstützung bei Bedarf:
  - Wechseln von Inkontinenzhilfsmitteln
  - Intimpflege durchführen
  - Hautpflege
- Umgebung kontinenzfördernd gestalten
- Ausreichend zu trinken anbieten (mind. … Liter/Tag)
- Ggf. Selbstkatherisierung erlernen lassen
- Diät zur Gewichtsreduktion
- Bei Überlaufblase:
  - Einmalkatetherisieren nach Anordnung
  - Medikamente nach Anordnung

Ergebnisse prüfen

- Menge und Häufigkeit der Urinausscheidung
- Orientierungsvermögen
- Haut im Genital- und Gesäßbereich
- Gewicht
- Wohlbefinden, Verhalten
- Anwenden von Hilfsmitteln
- Problemverständnis, Compliance

Harnverhalt

Unfähigkeit, die gefüllte Blase zu leeren; weiterführende Stichworte: ➤ *Anurie, Bauchschmerzen, Blasenkatheter, Diabetes mellitus, Dysurie, Fieber, Obstipation, Schmerzen*

Informationen sammeln

- Seit wann liegt ein Harnverhalt vor?

Ursachen

- Zustand nach Operation?
- Zustand nach Schlaganfall?
- Gynäkologische Erkrankung?
- Vergrößerte Prostata?
- Chronische Obstipation?
- Harnröhre durchgängig?
- Blasen und Harnröhrentumoren?
- Bandscheibenvorfall?
- Polyneuropathie (Diabetes)?
- Nebenwirkungen von Medikamenten?
- Schmerzen?
- Scham (Bettpfanne)?
- Sonstige?

Probleme

- Urinausscheidung?
  - Häufige, geringe Mengen?
  - Keine?
  - Inkontinenz durch Überlaufblase?
  - Harnträufeln?
  - Dysurie?
- Unruhe?
- Unterbauchschmerzen?
- Verhärtung im Unterbauch?
- Blutdruck?
- Puls?
- Temperatur?
- Schmerzen?
- Sonstige?

Ressourcen

- Pat. ist orientiert und bei Bewusstsein
- Pat. ist kreislaufstabil
- Ursache ist bekannt
- Sonstige

Ziele festlegen

- Miktion ist beschwerdefrei und im Strahl
- Komplikationen wie Urinstau und -reflux mit Gefahr für Nierenschäden sind verhindert bzw. frühzeitig erkannt worden

Maßnahmen planen

- Bei Bettruhe Pat. im Bett aufrichten (Kopfteil hochstellen)
- Pat. vor Blicken schützen und alleine lassen
- Toilettenstuhl oder Gang zur Toilette, wenn Aufstehen erlaubt und möglich ist
- Triggertechniken anwenden (z. B. Wasserhahn am Waschbecken aufdrehen, Blase beklopfen)

- Medikamente und Katheterisieren nach Anordnung
- Ggf. Schmerztherapie

Ergebnisse prüfen

- Urinausscheidung
- Entspannter Bauch
- Puls
- Urinmenge
- Wohlbefinden
- Bewusstseinszustand

Harnwegsinfektion

Entzündung der ableitenden Harnwege; weiterführende Stichworte: ➤ *Bauchschmerzen, Blasenkatheter, Dysurie, Enuresis nocturno, Fieber, Hämaturie, Harninkontinenz, Infusion, Nykturie, Polyurie, Schlafstörungen, Schmerzen, Zystitis, Zystitisprophylaxe*

Informationen sammeln

- Seit wann liegt eine Infektion vor?
- Ist es die erste Infektion? Wenn nein, wie wurden die anderen behandelt?

Ursachen
- Verkühlung? Sitzen auf kalten Steinen?
- Dauerkatheter? Seit wann?
- Falsche Intimpflege bei Frauen?
- Diabetes mellitus?
- Abflusshindernisse?
- Sonstige?

Probleme
- Häufiger Harndrang?
- Viele kleine Mengen Urin?
- Brennen und Schmerzen beim Wasserlassen?
- Krampfartige Schmerzen oberhalb des Schambeins?
- Hämaturie?
- Körpertemperatur?
- Sonstige?

Ressourcen
- Pat. trinkt … Liter/Tag
- Pat. kenn Strategien zur Infektionsverhütung
- Selbstständige Intimpflege und Toilettengang ist möglich
- Keine weiteren Erkrankungen
- Guter AZ
- Sonstige

Ziele festlegen

- Körpertemperatur ist im Normbereich
- Pat. fühlt sich wohl
- Pat. kann schmerzfrei Wasser lassen
- Komplikationen (Nierenerkrankungen) sind vermieden bzw. frühzeitig erkannt worden
- Pat. kennt Infektionsursachen und kann Maßnahmen zur Prävention selbstständig anwenden
- Pat. weiß, dass der Infekt nur ausheilt, wenn Antibiotika regelmäßig und ausreichend lange eingenommen werden
- Pat. kann Intimpflege korrekt durchführen
- Pat. trinkt ca. … Liter am Tag
- Pat. hat Schmerzen von nicht mehr als 3/10 analog der Numerischen Rangskala

Maßnahmen planen

- Reichlich zu trinken anbieten (3 Liter/Tag), z. B. Tee (Blasen- und Nierentee), Wasser, Schorlen

- Bei Harndrang sofort die Blase vollständig entleeren (lassen)
- Flüssigkeitsbilanz
- Lokale Wärme
- Medikamente nach Anordnung
- Schmerzmanagement durchführen
- Ggf. Bettruhe
- Sitzbäder
- Informationsgespräch über Rezidivprophylaxe z. B. Vorgehen bei der Intimhygiene, wärmere Kleidung, Trinken, Toilettengänge, Cranberryprodukte

Ergebnisse prüfen

- Temperatur
- Harndrang
- Miktion
- Beschwerden beim Wasserlassen
- Wohlbefinden
- Schmerzen
- Krankheitsverständnis, Ursache und Compliance
- Hygieneverhalten

Haut, trockene

Störung des Feuchtigkeitsgehaltes der Haut; weiterführende Stichworte: ➢ *Dehydratation/Exsikkose, Dehydratationsprophylaxe, Diarrhö, Erbrechen, Fieber, Flüssigkeitsbilanzierung, Infusion, Juckreiz*

Informationen sammeln

- Seit wann liegt sehr trockene Haut vor?
- Wie behandelt der Pat. diese? Welche Hautpflegemittel werden verwendet?

Ursachen
- Krankheit?
  - Psoriasis?
  - Ekzeme?
  - Bestrahlung bei Krebserkrankung?
- Gewohnheiten bei der Körperpflege (z. B. häufiges, langes Baden und Duschen)?
- Verminderte Flüssigkeitszufuhr?
- Altershaut?
- Sonstige?

Probleme
- Ist die Haut:
  - Schuppig?
  - Gerötet?
  - Pergamentartig?
- An welchen Körperstellen ist die Haut trocken?
- Verspürt der Pat.:
  - Juckreiz?
  - Stechen?
  - Brennen?
- Sonstige?

Ressourcen
- Pat. wählt und benutzt geeignete Hautpflegemittel
- Pat. trinkt ausreichend und selbstständig
- Sonstige

Ziele festlegen

- Pat. kennt verursachende Faktoren und meidet diese
- Haut ist geschmeidig und schützt vor Infektionen
- Haut ist intakt
- Pat. ist über geeignete Hautpflege informiert und kann diese bei sich anwenden
- Wichtigkeit intakter Haut ist erkannt

Maßnahmen planen

- Auf ausreichende Flüssigkeitszufuhr achten (… Liter/Tag)
- Dehydratationsprophylaxe
- Eher Duschen als Baden
- Wassertemperatur nicht zu heiß (wichtig! Absprache mit Pat., ideal: 2 Grad unter Körpertemperatur)

- PH-neutrale Seife oder Syndets
- Ggf. auf Waschzusatz verzichten
- Auf alkoholische Mittel verzichten (z. B. Franzbranntwein)
- Haut immer gut abtrocknen
- Intertrigoprophylaxe
- Ölbad → Vorsicht: Rutschgefahr beim Aussteigen! (max. 1-mal pro Woche)
- Haut rückfetten: Wasser-in-Öl-Präparate sind besser als Öl-in-Wasser-Präparate
- Beratungsgespräch:
  - Über Hautpflegemittel und deren Wirkung und Anwendung
  - Grundsätze des Hautschutzes

Ergebnisse prüfen

- Haut
- Wohlbefinden
- Flüssigkeitsbilanz
- Krankheitsverständnis, Compliance

Hemiparese/Hemiplegie

Unvollständige bzw. vollständige Lähmung einer Körperhälfte; syn. Halbseitenlähmung; weiterführende Stichworte: ➤ Aspirationsprophylaxe, Bewegungseinschränkung, Dekubitusprophylaxe, Immobilität, Intertrigoprophylaxe, Kontrakturenprophylaxe, Lähmung, Obstipationsprophylaxe, Pneumonieprophylaxe, Schluckstörungen, Schmerzen, Soor- und Parotitisprophylaxe, Spitzfußprophylaxe, Thromboseprophylaxe

Informationen sammeln

- Seit wann besteht die Hemiplegie?
- Wie zeigt sich die Lähmung?

Ursachen
- Apoplektischer Insult?
- Hirntumor?
- Schädel-Hirn-Trauma (SHT)?
- Sonstige?

Probleme
- Welche Seite ist gelähmt?
- Schlaffe Lähmung?
- Spastische Lähmung?
- Schmerzhafte Schulter?
- Subluxierte Schulter?
- Schulter-Hand-Syndrom?
- Pusher-Syndrom?
- Halbseitige Gesichtslähmung?
- Sehstörungen?
- Schluckstörungen?
- Sprechstörungen?
- Sprachstörungen?
- Bewusstseinsveränderung?
- Sensibilitätsstörungen?
- Inkontinenz?
- Atmung?
- Pulsfrequenz? Blutdruck?
- Stimmungswechsel?
- Gleichgewichtsstörung?
- Sonstige?

Ressourcen
- Pat. kann die stärker betroffene Seite einsetzen
- Pat. kennt Strategien und Mobilisationstechniken
- Guter AZ/EZ
- Keine weiteren, erschwerenden Erkrankungen liegen vor
- Pat. ist orientiert
- Pat. ist motiviert
- Intaktes soziales Umfeld
- Sonstige

Ziele festlegen

- Pat. fühlt sich sicher
- Spastizität wird verhindert bzw. frühzeitig erkannt
- Verloren gegangene Funktionen werden neu geweckt
- Pat. gewinnt Selbstständigkeit zurück
- Pat. nimmt seine betroffene Körperhälfte stärker wahr
- Pat. kann physiologische Bewegungsabläufe durchführen
- Folgeerkrankungen oder Komplikationen treten nicht ein

Maßnahmen planen

- Gemeinsam mit Pat. und Physiotherapie, Ergotherapie, Ärzten und anderen Therapeuten und ggf. Angehörigen einen Pflege-, Bewegungs- und Therapieplan aufstellen, gemeinsam Ziele setzen
- Bewegung und Frühmobilisation nach dem Bobath-Konzept
- Alle Prophylaxen, besonders Kontrakturenprophylaxe
- Pflegebeobachtung
- Ressourcen erkennen und fördern
- Unterstützung bei Lebensaktivitäten
- Konzepte zur Wahrnehmungsförderung einsetzen, z. B. Basale Stimulation®
- Klare taktile Reize setzen
- Bei Schluckstörungen Logopädie und geeignete Kost anbieten
- Mundpflege nach dem Essen
- Ggf. Maßnahmen zur Förderung der Kontinenz
- Ggf. Anleitung und Unterstützung bei Inkontinenzhilfsmitteln
- Patientenbezogene Gesprächsführung:
  - Langsam, in kurzen Sätzen sprechen
  - Pat. zum Verstehen und Antworten Zeit lassen
  - Sprechübungen zur Unterstützung der logopädischen Therapie
  - Auf nonverbale Signale achten (Schmerzäußerung)
  - Verständnis zeigen
  - Pat. ermuntern und Mut machen
- Möbel und Gebrauchsgegenstände so aufstellen, dass sie nur über die stärker betroffene Seite sichtbar und erreichbar sind
- Normalisierung des Muskeltonus (= Bobath)
- Spastikhemmende Lagerung (= Bobath)
- Förderung der normalen Bewegung (= Bobath)
- Aktive und passive Bewegungsübungen
- Beratungsgespräche (Informationen zu den Therapieverfahren: Aphasie, Schluckstörungen, Inkontinenz, Bewegung nach dem Bobath-Konzept für den Pat. und seine Angehörigen)
- Informationsmaterial empfehlen
- Kontakt zu Selbsthilfegruppen
- Angehörige, wenn gewünscht, anleiten und in die Pflege einbeziehen

Ergebnisse prüfen

- Vitalzeichen
- Haut
- Schleimhäute
- Mimik
- Schluckfähigkeit
- Sprache
- Wahrnehmungsfähigkeit
- Gedächtnis
- Bewusstsein
- Reaktionsfähigkeit
- Beweglichkeit
- Muskeltonus
- Haltung
- Gewicht
- Ausscheidung
- Wohlbefinden
- Krankheitsverständnis, Compliance
- Motivation

Hepatitis

Akute oder chronische Entzündung der Leber; syn. Leberentzündung; weiterführende Stichworte: ➤ Abhängigkeit, Appetitlosigkeit, Bauchschmerzen, Diarrhö, Erbrechen, Fieber, Haut trockene, Ikterus, Juckreiz, Leberzirrhose, Schmerzen, Übelkeit

Informationen sammeln

- Seit wann liegt Hepatitis vor?
- War Pat. auf Fernreisen?
- Gehört Pat. zur Risikogruppe von Hepatitis A, B oder C?
- Hatte Pat. bereits früher eine Leberentzündung?
- Wie zeigt sich die Hepatitis, welche Krankheitsphase?

Ursachen
- Akut?
- Chonisch?
- Virushepatitis?
- Welcher Typ?
- Alkoholabusus?
- Sonstige?

Probleme
- Appetitlosigkeit?
- Müdigkeit?
- Übelkeit?
- Brechreiz?
- Diarrhö?
- Gelenk- und Muskelschmerzen?
- Graugelber Stuhl?
- Brauner Urin?
- Druckschmerzhafte Leber?
- Juckreiz?
- Ikterus?
- Pulsfrequenz?
- Blutdruck?
- Temperatur?
- Schmerzen?
- Gewicht?
- Aszites?
- Infektiösität?
- Sonstige?

Ressourcen
- Ursache ist bekannt
- Pat. hat keine weiteren Erkrankungen
- Guter AZ/EZ
- Sonstige

Ziele festlegen

- Pat. ist beschwerdefrei und fühlt sich wohl
- Pat. ist über seine Erkrankung und die notwendigen Maßnahmen informiert
- Pat. verhält sich den hygienischen und gesundheitlichen Erfordernissen entsprechend
- Pat. kann ausreichend Nahrung aufnehmen

Maßnahmen planen

- Körperliche Schonung
- Ggf. Unterstützung bei tgl. Verrichtungen
- Warme Wickel bei Oberbauchschmerzen
- Kost: fettarm, keine blähenden Speisen
- Alkoholkarenz
- Medikamente nach Anordnung; keine leberschädigenden Medikamente
- Separates Waschbecken
- Separate Toilette
- Hygieneartikel des Pat. beschriften und gesondert aufbewahren
- Ggf. Einzelzimmer
- Pat. evtl. nach Arztanordnung auf Infektionsstation verlegen
- Ggf. Schutz der Angehörigen vor Ansteckung
- Einmalhandschuhe und Schutzkittel bei Kontakt mit Blut und Ausscheidungen tragen
- Gesundheitsberatung bezüglich Lebensweise und Ernährung

Ergebnisse prüfen

- Laborwerte
- Vitalzeichen
- Gewicht
- Haut
- Skleren
- Wohlbefinden
- Krankheitsverständnis, Compliance

Herzinsuffizienz

Unvermögen des Herzens, das vom Körper benötigte Blutvolumen zu fördern; syn. Herzmuskelschwäche; weiterführende Stichworte: ➤ *Angst, Dyspnoe, Flüssigkeitsbilanzierung, Herzrhythmusstörungen, Koronare Herzkrankheit (KHK), Nykturie, Ödem, Schlafstörungen*

Informationen sammeln

- Seit wann hat Pat. Beschwerden?
- Befindet er sich in ärztlicher Behandlung?
- Welches Stadium, welche Form der Herzinsuffizienz liegen vor?
- Welche Medikamente nimmt Pat. ein?
- Helfen diese?
- Welche anderen Strategien verschaffen dem Pat. Wohlbefinden?

Ursachen

- KHK
- Hypertonie
- Entzündliche Herzerkrankung?
- Zustand nach Herzinfarkt?
- Herzmuskelerkrankungen?
- Angeborene Herzfehler?
- Erkrankungen von Lunge, Leber, Niere?
- Medikamente (Nebenwirkungen)?
- Sonstige?

Probleme

- Herzrhythmusstörungen?
- Beschwerden bei normaler Belastung?
- Erhebliche Leistungsminderung?
- Ruhedyspnoe?
- Lungenödem?
- Pleuraerguss?
- Hustenreiz?
- Rasselgeräusch beim Atmen?
- Schaumig-rotes Sputum?
- Zyanose?
- Gewicht?
- Verwirrtheit?
- Benommenheit?
- Schwäche?
- Müdigkeit?
- Unruhe?
- Angst?
- Vorübergehende Sprachstörungen?
- Vorübergehende Sehstörungen?
- Nykturie?
- Beinödeme?
- Lagerungsbedingte Ödeme?
- Aszites?
- Halsvenenstau?
- Appetitlosigkeit?
- Obstipation?
- Pulsfrequenz?
- Pulsqualität?
- Blutdruck?
- Gewicht?
- Sonstige?

Ressourcen

- Pat. ist mobil, kann sich selbstständig bewegen
- Pat. ist orientiert, bei Bewusstsein
- Pat. hat Krankheitsverständnis
- Pat. ist Nichtraucher
- Pat. kann mit O_2-Sonden umgehen
- Pat. ist schmerzfrei

- Pat. hat Vertrauen in das therapeutische Team
- Pat. war vor der Erkrankung sportlich, hat gesund gelebt
- Sonstige

Ziele festlegen

- Kreislauf ist entlastet
- Pat. schätzt eigene Situation und momentane Fähigkeiten realistisch ein
- Pat. ändert ggf. Lebensstil (Ernährung, Bewegung, Vermeidung von Risikofaktoren und Prognose verschlechternden Einflüssen)
- Pat. fühlt sich wohl
- Pat. atmet normal
- Pat. nimmt am gesellschaftlichen Leben teil

Maßnahmen planen

- Flüssigkeitsbilanz
- Unterstützung bei den Lebensaktivitäten
- Gesundheitsberatung:
  - Körperliche Schonung
  - Bequeme Kleidung
  - Frische Luft
  - Kälte vermeiden
  - Ruhe vermitteln
  - Rauchen aufgeben
  - Reduktion von Übergewicht
  - Bei kompensierter Herzinsuffizienz regelmäßiges Ausdauertraining
  - Ernährung und Flüssigkeitszufuhr
  - Tgl. Gewichtskontrollen
  - Grippeschutzimpfungen zur Vermeidung von Infektionen
- Bei Bettlägerigkeit alle Prophylaxen
- Oberkörperhochlagerung
- Arztanordnungen ausführen (Medikamente, ggf. Bettruhe, O_2, Beschränkung der Trinkmenge)
- Ernährung:
  - Wunschkost bei Appetitlosigkeit
  - Viele kleine Mahlzeiten, kochsalzarm
  - Keine blähenden, fettreichen Speisen
  - Bei Übergewicht Gewichtsreduktion
  - Erlaubte Trinkmenge gleichmäßig über den Tag verteilen
- Bei starkem Durst und trockener Mundschleimhaut Maßnahmen zum Anfeuchten der Mundschleimhaut (z. B. gefrorenes Eis oder Früchte lutschen lassen)
- Darmtätigkeit anregen (Bewegung, Kolonmassage, Achtung: keine Weizenkleie, da Trinkmenge eingeschränkt!)
- Entspannungstechniken empfehlen
- Kontakt zu Selbsthilfegruppen herstellen
- Angehörige einbeziehen

Ergebnisse prüfen

- Gewicht
- Stuhlgang
- Vitalzeichen
- Flüssigkeitsbilanzierung
- Bewusstseinslage
- Sputum
- Ödeme
- Haut
- Wohlbefinden
- Schmerzen
- Krankheitsverständnis, Compliance

Herzrhythmusstörungen

Störungen der Herzfrequenz und/oder der Regelmäßigkeit des Herzschlages; weiterführende Stichworte: > *Anämie, Angst, Antikoagulantien (Einnahme), Herzinsuffizienz, Schwindel, Sturzprophylaxe*

Informationen sammeln

- Seit wann liegen Herzrhythmusstörungen vor?
- Welche Form von Herzrhythmusstörung liegt vor?
- Wie zeigen sich die Herzrhythmusstörungen?
- Ist Pat. in ärztlicher Behandlung?
- Werden die Rhythmusstörungen medikamentös behandelt?
- Nimmt Pat. Medikamente selbstständig ein?

Ursachen

- Herzerkrankung?
- Funktionsstörung der Schilddrüse?
- Medikamente (Nebenwirkungen)?
- Elektrolytverschiebungen im Blut?
- Anämie?
- Angina-pectoris-Anfälle?
- Lebensweise des Pat.?
- Sonstige?

Probleme

- Klagt Pat. über:
  - Herzklopfen?
  - Herzstolpern?
  - Herzjagen?
- Plötzliche Anfälle von Herzrasen?
- Aufregung?
- Angst?
- Schwindel?
- Bewusstlosigkeit?
- Benommenheit?
- Mattigkeit?
- Vorübergehende Sprachstörungen?
- Vorübergehende Sehstörungen?
- Synkopen?
- Dyspnoe?
- Pulsfrequenz?
- Pulsqualität?
  - Weich/hart?
  - Gefüllt/fadenförmig?
- Blutdruck?
- Gefahr einer Thrombose/Embolie?
- Sonstige?

Ressourcen

- Pat. kann sich selbstständig versorgen
- Pat. hat keine Schmerzen
- Pat. hat keine zusätzlichen Erkrankungen
- Pat. ist medikamentös gut eingestellt
- Guter AZ/EZ
- Sonstige

Ziele festlegen

- Pat. kennt Maßnahmen, die die Belastung des Herzens verringern
- Pat. kann eigene Angst äußern und kennt Strategien für den Umgang mit der Angst

- Medikamentöse Einstellung, hohe Compliance
- Pat. ist über gesunde Lebensführung aufgeklärt
- Pat. hat sein Leben so umgestellt, dass krankheitsbegünstigende Faktoren minimiert sind

Maßnahmen planen

- Sicherheit und Ruhe vermitteln
- Ggf. Bettruhe
- Ggf. Hilfe bei tgl. Verrichtungen
- Bei Bettlägerigkeit alle Prophylaxen
- Beobachtung der Vitalparameter
- Medikamente nach Anordnung
- Ängste aussprechen lassen
- Beratungsgespräche über:
  - Vermeiden körperlicher Belastungen
  - Vermeiden seelischer Belastungen
  - Gesunde Lebensführung
  - Schrittmacher- oder AICD- (Automatischer implantierbarer Kardioverter-Defibrillator-)Implantation
- Entspannungstechniken empfehlen
- Kontakt zu Selbsthilfegruppen ermöglichen
- Angehörige einbeziehen

Ergebnisse prüfen

- Vitalzeichen
- Wohlbefinden
- Bewusstsein
- Appetit
- Krankheitsverständnis, Compliance

Husten

Heftige Ausatmung, um Sekret oder Fremdkörper aus den Atemwegen zu entfernen; weiterführende Stichworte: ➢ Aspirationsprophylaxe, Asthma bronchiale, Bronchitis, Chronisch obstruktive Lungenerkrankung (COPD), Dyspnoe, Fieber, Grippe, MRSA, Pneumonie, Pneumonieprophylaxe, Schluckstörungen, Tracheostoma

Informationen sammeln

- Seit wann hustet Pat.?
- Wie oft hustet Pat.?
- Wie zeigt sich der Husten?

Ursachen
- Erkältung/Grippe?
- Bronchitis?
- COPD?
- Asthma bronchiale?
- Pneumonie?
- Bronchialkarzinom?
- Tuberkulose?
- Keuchhusten?
- Sonstige?

Probleme
- Akut?
- Chronisch?
- Rezidivierend?
- Produktiv?
- Sputum?
  - Farbe?
  - Geruch?
  - Beschaffenheit?
  - Menge?
  - Beimengungen?
- Unproduktiv?
- Puls?
- Blutdruck?
- Temperatur?
- Begleiterscheinungen, -symptome
- Sonstige?

Ressourcen
- Pat. kann selbstständig abhusten
- Pat. kennt Strategien, z. B. Inhalation, Tees, zur Linderung des Hustens und setzt diese gezielt ein
- Pat. kann nachts schlafen
- Guter AZ/EZ
- Es liegen keine weiteren Erkrankungen vor
- Sonstige

Ziele festlegen

- Die Ursache ist bekannt
- Bronchialsekret ist gelöst und wird abgehustet
- Hustenreiz ist gemildert
- Pat. fühlt sich wohl

Maßnahmen planen

- Pflege entsprechend der Grunderkrankung
- Bei Bettlägerigkeit alle Prophylaxen

- Flüssigkeitsbilanz
- Viel (… Liter/Tag) zu trinken anbieten
- Beim Umgang mit Sputum Einmalhandschuhe tragen
- Papiertücher und Abwurf in Reichweite des Pat. bringen
- Medikamente nach Anordnung
- Pat. evtl. beim Sekretabhusten unterstützen
- Atemunterstützende Lagerung

Ergebnisse prüfen

- Husten
- Sputum
- Vitalzeichen
- Schmerzen
- Wohlbefinden
- Krankheitsverständnis, Compliance

Sich vom Pat. nicht direkt anhusten lassen.

Hypercholesterinämie

Erhöhte Cholesterinwerte im Blut; weiterführende Stichworte: ➢ *Adipositas, Diabetes mellitus, Hyperglykämie*

Informationen sammeln

- Seit wann liegen Anzeichen von Hypercholesterinämie vor?
- Wird Pat. bereits behandelt?
- Welche Medikamente nimmt Pat. ein und wie sind diese wirksam?

Ursachen

- Diabetes mellitus, metabolisches Syndrom?
- Ernährung?
- Erbliche Veranlagung?
- Schilddrüsenunterfunktion?
- Nierenerkrankungen?
- Medikamente (Nebenwirkungen)?

Probleme

- Zeichen von Arteriosklerose?
  - Herzinfarkt?
  - Schlaganfall?
- Gelbliche Fettablagerung im Bereich der Augenlider?
- Ringförmige, weiße Hornhauttrübung?
- Blutfettwerte?
- Gewicht?
- Ernährungsverhalten?
  - Vorzugsweise fettreiche Ernährung?
  - Wie viel Alkohol trinkt Pat.?
- Lebensweise?
  - Raucht Pat.?
- Sonstige?

Ressourcen

- Pat. ernährt sich gesund bzw. ist bereit, sich gesund zu ernähren
- Guter AZ
- Keine weiteren Erkrankungen liegen vor
- Pat. bewegt sich ausreichend
- Pat. strebt Gewichtsabnahme an
- Sonstige

Ziele festlegen

- Folgeerkrankungen wie die Koronare Herzkrankheit (KHK) sind vermieden bzw. werden frühzeitig erkannt
- Pat. ist über Diät informiert
- Pat. ernährt sich ausgewogen, fett- und cholesterinarm, sowie ballaststoffreich
- Pat. ist normalgewichtig
- Pat. bewegt sich tgl. mind. 30 Min.
- Pat. meidet Alkohol
- Familie des Pat. unterstützt ihn bzw. stellt Lebensstil ebenfalls um
- Pat. stellt Ernährungs- und Lebensgewohnheiten dauerhaft um

Maßnahmen planen

- Medikamente nach Anordnung
- Motivation des Pat. zur Umstellung seines Lebensstils:
  - Gesundheitsberatung
  - Diät: fett- und cholesterinarm, wenig Zucker, ballaststoffreich
  - Alkoholkarenz
  - Rauchen einstellen
  - Pat. zu lebenslanger Ernährungsumstellung motivieren
  - Ernährungsberatung anbieten
  - Zu Bewegung raten
  - Kontakt zu Selbsthilfegruppen herstellen

Ergebnisse prüfen

- Laborwerte
- Gewicht
- Vitalzeichen
- Wohlbefinden
- Krankheitsverständnis, Compliance

Hyperglykämie

Erhöhter Blutzuckerspiegel im Blut; syn. Blutzuckererhöhung; weiterführende Stichworte: ➤ *Adipositas, Bauchschmerzen, Bewusstseinsveränderung/Bewusstlosigkeit, Diabetes mellitus, Erbrechen, Hypercholesterinämie, Schwindel, Sturzprophylaxe, Übelkeit*

Informationen sammeln

- Wie und seit wann zeigt sich die Hyperglykämie?

Ursachen
- Diabetes mellitus? Welche Form?
- Therapie mit Cortison?
- Akuter Stress/Trauma/Sturz?
- Sonstige?

Probleme
- Wie hoch ist der Blutzucker?
- Begleitsymptome?
  - Starker Durst?
  - Urinmenge?
  - Urinfarbe?
  - Übelkeit?
  - Bauchschmerzen?
  - Schwäche?
  - Haut?
  - Azetongeruch der Atmung?
  - Schlaffe Muskulatur?
  - Krämpfe?
  - Bewusstseinszustand?
- Orientierung?
- Pulsfrequenz?
- Blutdruck?
- Gewicht?
- Sonstige?

Ressourcen
- Pat. kennt Ursache der Hyperglykämie
- Pat. kann BZ-Werte selbst kontrollieren
- Pat. kann selbst Insulin spritzen
- Pat. führt ein Diabetikertagebuch
- Pat. ist orientiert
- Guter AZ des Pat.
- Sonstige

Ziele festlegen

- Blutzuckerspiegel liegt im Normbereich ($HbA_{1c} < 7$)
- Pat. kennt die Blutzuckerwirksamkeit der Nahrungsmittel und passt seine Ernährung an den Blutzuckerspiegel an
- Pat. kennt die Therapie und kann eigenständig Korrekturen der Behandlung vornehmen
- Pat. setzt blutzuckersenkende Medikamente regelmäßig und kontrolliert ein
- Pat. kennt den Einfluss von körperlicher Bewegung auf den Blutzuckerspiegel und kann eigenständig Anpassungen vornehmen
- Hyperglykämie wird rechtzeitig erkannt, Pat. kennt Frühzeichen einer Hyperglykämie

- Pat. kennt Möglichkeiten der Stoffwechselselbstkontrolle und wendet diese selbstständig an (BZ-Kontrolle, Diabetiker-Tagebuch, etc.)

Bei Koma/Schock nie auf Verdacht Insulin geben!

Maßnahmen planen

- Anleitung und Beratung des Pat. und ggf. seiner Angehörigen (Diabetesschulung):
  - Ursachen und Verlauf der Erkrankung
  - Komplikationen
  - Blutzuckerschnelltest
  - Medikamentöse Therapie
  - Richtiger Gebrauch von Insulin und entsprechenden Applikationshilfen
  - Blutzuckertagebuch
  - Ernährungsberatung
  - Haut- und Fußpflege
  - Notfallmaßnehmen
- Viel zu trinken anbieten
- Ggf. Gedächtnistraining
- Bei Bewusstseinsstörungen Pat. hinlegen
- Sturzprophylaxe
- Kontakt zu Selbsthilfegruppen herstellen
- Angehörige und Umfeld, z. B. Schule, in Notfallmaßnahmen einweisen
- Ggf. Neueinstellung der Medikamenten- oder Insulinmenge

Ergebnisse prüfen

- Laborwerte
- Flüssigkeitsbilanzierung
- Vitalzeichen
- Bewusstseinslage
- Krankheitsverständnis, Compliance

Hypertonie

Dauerhafte, situationsunabhängige Erhöhung des arteriellen Blutdrucks auf über 140/90 mmHg; syn. Bluthochdruck, Blutdruckerhöhung; weiterführende Stichworte: ➢ *Erbrechen, Gedächtnisstörungen, Koronare Herzkrankheit (KHK), Nasenbluten, Schwindel, Sehstörungen, Sprachstörungen, Übelkeit*

Informationen sammeln

- Ist Hypertonie bekannt?
- Wenn ja, seit wann?
- Nimmt Pat. Medikamente ein?
- Gewicht?
- Raucht Pat.?

Ursachen
- Nierenerkrankungen?
- Herz- oder Kreislauferkrankungen?
- Hormonelle Erkrankungen?
- Medikamente (Nebenwirkungen)?
- Stress?
- Nervosität?
- Schwangerschaft?
- Sonstige?

Probleme
- Blutdruck? Puls?
- Symptomfrei?
- Nasenbluten?
- Gedächtnisstörungen?
- Schlafstörungen?
- Hypertensive Krise: RR > 220/120 (oft ohne Symptome)?
- Warnzeichen?
  - Kopfschmerzen?
  - Sehstörungen?
  - Ohrensausen?
  - Herzklopfen?
  - Unruhe?
  - Schwindel?
  - Übelkeit?
  - Sprachstörungen?
  - Angina-pectoris-Anfall?
  - Ernährung?
  - Lebensstil?
- Spätkomplikationen?
  - Blutgefäße?
  - Auge?
  - Herz?
  - Niere?
  - Gehirn?
- Sonstige?

Ressourcen
- Ursachen sind bekannt
- Pat. spürt Blutdruckanstieg
- Pat. kann Blutdruck selbst messen
- Pat. ist medikamentös eingestellt
- Sonstige

Ziele festlegen

- Ursachen sind geklärt
- Blutdruck ist im Normbereich
- Arteriosklerose ist vermieden

- Folgekrankheiten, wie z. B. KHK, Herzinfarkt, Schlaganfall, Durchblutungsstörungen peripher und zentral, Nierenerkrankungen und Aneurysma, sind vermieden bzw. frühzeitig erkannt worden
- Pat. kennt das Risiko des Rauchens
- Pat. trinkt wenig Alkohol
- Pat. akzeptiert die Therapie
- Pat. kennt die Bedeutung einer Gewichtsreduktion
- Pat. ernährt sich ausgewogen und dem Kalorienbedarf entsprechend

Die Hypertonie verursacht meist keine Beschwerden. Zu Beginn der Therapie leidet der Pat. manchmal unter den Nebenwirkungen der Medikamente und nimmt sie deshalb nicht ein.

Maßnahmen planen

- Ggf. Gewichtsreduktion
- Salzarme Diät
- Medikamente nach Anordnung
- Informationsgespräche und Anleitung über:
  - Umgang mit Medikamenten und Bedeutung der regelmäßigen Medikamenteneinnahme
  - Vermeidung von Folgekrankheiten
  - Akzeptanz der Therapie
  - Blutdruckselbstkontrolle und Führen eines Blutdrucktagebuches
  - Meiden von Alkohol
  - Ernährungsberatung
  - Nikotinverzicht
  - Stressabbau bzw. Erlernen von Stressbewältigungsstrategien (Entspannungstechniken)
  - Angepasstes körperliches Training (Ausdauertraining), 3 × wöchentlich 20–30 Min.
  - Regelmäßige Arztbesuche zur Frühdiagnose von Risikofaktoren und Spätkomplikationen
- Regelmäßige Blutdruckkontrolle
- Strukturierte Behandlungsprogramme, Selbsthilfe- und Sportgruppen anregen bzw. vermitteln
- Angehörige einbeziehen

Ergebnisse prüfen

- Vitalzeichen
- Gewicht
- Flüssigkeitsbilanz
- Krankheitsverständnis, Compliance

Hyperventilation

Gesteigertes Atemminutenvolumen; weiterführende Stichworte: ➤ *Abhängigkeit, Angst, Bewusstseinsstörung/Bewusstlosigkeit, Dyspnoe, Kopfschmerzen, Schmerzen, Schwindel*

Informationen sammeln

- Seit wann treten die Anfälle auf?
- In welchen Situationen kommt es zur Hyperventilation?
- Wie oft hyperventiliert der Pat.?
- Dauer und Schwere der Hyperventilation?
- Sind psychische Probleme/Erkrankungen bekannt?

Ursachen
- Psychogene Hyperventilation (Angst, Stress, Aufregung)?
  - Akut oder chronisch?
- Symptom einer anderen Erkrankung?
  - Herz-Kreislauferkrankung?
  - ZNS-Erkrankung?
  - Lungenerkrankung?
- Metabolisch?
- Kompensatorisch als Reaktion auf einen O_2-Mangel?
- Medikamente, Drogen?

Probleme
- Intensität?
  - Schwindel?
  - Benommenheit?
  - Bewusstseinsstörungen?
  - Pfötchenstellung der Hände? (Hyperventilationstetanie)
  - Bewusstlosigkeit?
- Gefühllosigkeit, Kribbeln und Zittern an Extremitäten?
- Kribbeln und Taubheitsgefühl in der Mundregion?
- Druck und Engegefühl über dem Thorax?
- Gefühl, nicht richtig durchatmen zu können?
- Atemnot?
- Schwitzen?
- Übelkeit?
- Herzklopfen?
- Tachypnoe?
- Erstickungsangst?
- Muskelschmerzen?
- Kopfschmerzen?

Ressourcen
- Pat. kennt auslösende Faktoren
- Pat. versteht den Entstehungsmechanismus der Symptome
- Pat. ist bereit, ggf. psychotherapeutische Hilfe anzunehmen
- Guter AZ/EZ
- Sonstige

Ziele festlegen

- Pat. atmet ruhig, gleichmäßig und beschwerdefrei, Atemminutenvolumen liegt im Normalbereich

- Pat. kennt Zusammenhänge, die zur Hyperventilation führen
- Pat. beherrscht Strategien zur Vermeidung eines Anfalls
- Pat. kennt und beherrscht Möglichkeiten zur Selbsthilfe bei Hyperventilation

Maßnahmen planen

- Ruhe und Sicherheit vermitteln
- Oberkörperhochlagerung
- Angst abbauen, z. B. durch Anwesenheit, ruhige Ansprachen, Hautkontakt (über die Hände)
- Bei psychogener Störung:
  - Im Anfall: Beruhigen und Rückatmung in eine vorgehaltene Plastetüte oder gewölbte Hand
  - Medikamentöse Sedierung nach Anordnung
  - Anleitung zur Selbsthilfe, z. B. Atemschulung, Beratung über Entspannungsverfahren
  - Psychotherapeutische Beratung empfehlen
- Bei organischer Ursache Pflege der Grunderkrankung

Ergebnisse prüfen

- Atmung
- Bewusstseinslage
- Vitalzeichen
- Wohlbefinden
- Strategien
- Verständnis, Compliance

Hypoglykämie

Erniedrigung des Blutzuckerspiegels auf unter 50 mg/dl (2,8 mmol/l); syn. Blutzuckersenkung; weiterführende Stichworte: ➤ *Abhängigkeit, Anorexia nervosa, Appetitlosigkeit, Diabetes mellitus, Diarrhö, Erbrechen, Injektion, Infusion, Mangelernährung, Schwindel, Schwitzen übermäßiges, Übelkeit*

Informationen sammeln

- Ist Diabetes bekannt?
- Wenn ja, seit wann, welche Form?
- Hat Pat. gegessen?
- Wann hat Pat. zuletzt gegessen?
- Nimmt Pat. regelmäßig Medikamente ein?

Ursachen

- Ungewöhnliche körperliche Anstrengung bei Diabetes mellitus?
- Einnahme-, Spritzenfehler: Überdosierung oraler Antidiabetika oder von Insulin?
- Nahrungsverlust durch Erbrechen?
- Zu späte oder zu geringe Aufnahme von Nahrung, insbesondere Kohlenhydrate (z. B. bei Inappetenz)?
- Leber- oder Nierenfunktionsstörungen?
- Darmerkrankungen (z. B. Diarrhö)?
- Alkohol?
- Sonstige?

Probleme

- Wie hoch ist der Blutzucker?
- Unruhe?
- Tremor?
- Heißhunger?
- Angespannte Muskulatur?
- Kalter Schweiß?
- Sehstörungen?
- Sprachstörungen?
- Konzentrationsstörungen?
- Bewusstseinseintrübung?
- Bewusstlosigkeit?
- Bewegungsstörungen?
- Lähmungserscheinungen?
- Zerebrale Krampfanfälle?
- Treten die Anfälle v. a. nachts auf?
- Pulsfrequenz?
- Blutdruck?
- Temperatur?
- Atmung?
- Orientierung?
- Psychische Veränderungen (Reizbarkeit, Aggressivität, Albernheit, Weinen, Verwirrtheit)?
- Sonstige?

Ressourcen

- Pat. bemerkt Hypoglykämie und kann angemessen reagieren
- Pat. kann selbstständig BZ-Wert messen
- Pat. kennt seine Erkrankung
- Pat. ernährt sich regelmäßig und nach Diät
- Guter AZ
- Pat. ist orientiert/wach

- Pat. verfügt über Notfallmedikamente und kann diese, genau wie seine Angehörigen/Freunde, einsetzen
- Sonstige

Ziele festlegen

- Blutzucker ist im Normbereich
- Pat. ist über die Ursache der Hypoglykämie informiert
- Pat. kennt Symptome der Hypoglykämie und kann angemessen und selbstständig reagieren
- Pat. misst Blutzucker selbst und kann die Werte selbstständig einschätzen
- Pat. kennt die Bedeutung regelmäßiger Mahlzeiten, versteht den Zusammenhang von Insulin und Nahrungsaufnahme
- Angehörige und soziales Umfeld, z. B. Arbeitskollegen, sind über die Erkrankung informiert, kennen Notfallmedikamente und können diese einsetzen

Maßnahmen planen

- Traubenzuckerpaste oder -plättchen verabreichen
- Glukagoninjektion durchführen (Notfallspritze)
- Kohlenhydratreiche Getränke, z. B. Orangensaft oder Cola, zu trinken geben
- Ggf. kohlenhydratreiche Nahrungsmittel, z. B. Banane, zu essen geben
- Bei einer Hypoglykämie während einer Therapie mit Acarbose (Glucobay®) stets reine Glukose (Traubenzucker, Monosaccharid) geben
- Medikamente nach Anordnung
- Überwachung des Pat.:
  - Bewusstsein beobachten
  - Puls, Blutdruck und Blutzucker kontrollieren
- Pat. über seine Erkrankung informieren, z. B. Warnsymptome einer Hypoglykämie
- Medikamentengabe/Insulineinstellung überprüfen und ggf. anpassen
- Ernährungsberatung anbieten
- Pat. empfehlen, Traubenzucker bei sich zu tragen (mind. 2 BE)
- Bei nächtlicher Hypoglykämie:
  - Pat. wecken und Traubenzucker geben
  - Spätmahlzeit anbieten

Ergebnisse prüfen

- Laborwerte
- Vitalzeichen
- Wohlbefinden
- Orientierung
- Krankheitsverständnis, Compliance

Hypotonie

Chronische oder chronisch rezidivierende Blutdruckwerte von unter 100 mmHg; syn. Blutdruckerniedrigung; weiterführende Stichworte: ➢ *Anämie, Bewusstseinsstörung/Bewusstlosigkeit, Dehydratation/Exsikkose, Dehydratationsprophylaxe, Diarrhö, Erbrechen, Flüssigkeitsbilanzierung, Herzinsuffizienz, Leberzirrhose, Schwindel, Sturzprophylaxe*

Informationen sammeln

- Seit wann ist ein Hypotonus bekannt?
- Wie zeigt sich die Hypotonie?
- Befindet sich Pat. in ärztlicher Behandlung?
- Welche Medikamente nimmt Pat. ein?

Ursachen
- Herzinsuffizienz?
- Anämie?
- Medikamente (Nebenwirkungen)?
- Wachstumsphase, v. a. bei Frauen?
- Hypovolämie?
- Sonstige?

Probleme
- Blutdruck?
- Puls?
- Blasse Gesichtsfarbe?
- Frösteln?
- Leistungsschwäche?
- Müdigkeit?
- Konzentrationsschwäche?
- Schlafstörungen?
- Unruhe?
- Verwirrtheit?
- Schwindel?
- Bewusstseinsstörungen?
- Depressive Verstimmung?
- Blutdruckabfall beim Aufstehen?
- Schwarzwerden vor den Augen?
- Stiche oder Beklemmungsgefühl in der Herzgegend?
- Sonstige?

Ressourcen
- Pat. kennt Handlungsstrategien bei niedrigen RR-Werten
- Pat. kann selbstständig Blutdruck messen
- Pat. ist orientiert
- Guter AZ/EZ
- Keine weiteren Erkrankungen liegen vor
- Pat. ist bereit, sich sportlich zu betätigen
- Sonstige

Ziele festlegen

- Blutdruck ist im Normbereich
- Pat. passt eigenes Verhalten, z. B. Aufstehen, seinen Kreislaufverhältnissen an
- Pat. kennt Maßnahmen, um Kreislauf zu trainieren
- Pat. kann selbstständig Blutdruck messen

Maßnahmen planen

- Gymnastik
- Bewegungsübungen
- Sport
- Bäder
- Wechselduschen
- Bürstenmassage
- Beine hochlagern
- Kompressionsverband oder -strümpfe an den Beinen
- Viel trinken, z. B. auch salzige Brühe
- Flüssigkeitsbilanz
- Dehydrationsprophylaxe
- Regelmäßige Blutdruckkontrolle
- Kein plötzliches Aufstehen
- Bei langem Stehen isometrische Übungen
- Sturzprophylaxe

Ergebnisse prüfen

- Blutdruck
- Befindlichkeit des Pat.
- Bewusstseinslage
- Orientierung
- Krankheitsverständnis, Compliance

Ikterus

Gelbfärbung der Haut infolge Bilirubinablagerung; syn. Gelbsucht; weiterführende Stichworte: ➢ *Abhängigkeit, Bewusstseinsstörung/Bewusstlosigkeit, Hypotonie, Juckreiz, Leberzirrhose, Schwindel, Sturzprophylaxe*

Informationen sammeln

- Seit wann besteht Ikterus?

Ursachen
- Hämolytisch?
- Hepatitis?
- Leberzirrhose?
- Gallensteine?
- Gallen- oder Lebertumoren?
- Vergiftungszeichen?
- Sonstige?

Probleme
- Gelbfärbung der Haut?
- Gelbfärbung der Skleren?
- Juckreiz?
- Heller Stuhl?
- Dunkler Urin?
- Koliken?
- Orientierung?
- Müdigkeit?
- Übelkeit?
- Sturzgefahr?
- Puls?
- Blutdruck?
- Temperatur?
- Sonstige?

Ressourcen
- Ursache ist bekannt, nicht irreversibel, nicht letal
- Pat. meidet Alkohol
- Pat. ist orientiert
- Guter AZ/EZ
- Sonstige

Ziele festlegen

- Pat. fühlt sich wohl
- Hautfarbe und Farbe der Skleren sind normal
- Pat. kennt Maßnahmen gegen Juckreiz
- Pat. hat Schmerzen von nicht mehr als 3/10 analog der Numerischen Rangskala

Maßnahmen planen

- Juckreiz lindern:
  - Ganzkörperwaschung oder Duschen
  - Abreiben der Haut mit stark verdünntem Essigwasser
  - Ringelblumensalbe
- Medikamente nach Anordnung
- Schmerzmanagement durchführen
- Flüssigkeitsbilanzierung
- Pflege entsprechend der Grunderkrankung
- Bei Bettlägerigkeit alle Prophylaxen

Ergebnisse prüfen

- Haut
- Skleren
- Laborwerte
- Urin
- Juckreiz
- Wohlbefinden
- Schmerzen
- Orientierung
- Krankheitsverständnis, Compliance

Immobilität

Stark eingeschränkte oder aufgehobene Beweglichkeit; weiterführende Stichworte: ➤ *Bewegungseinschränkung, Bewusstseinsveränderung/Bewusstlosigkeit, Blasenkatheter, Dehydratation/Exsikkose, Dehydratationsprophylaxe, Dekubitusprophylaxe, Gelenksteifigkeit, Hemiparese/Hemiplegie, Infusion, Intertrigoprophylaxe, Kachexie, Mangelernährung, Obstipationsprophylaxe, Parkinsonsyndrom, Pneumonieprophylaxe, Schmerzen, Thromboseprophylaxe*

Informationen sammeln

- Seit wann ist Pat. immobil?
- Wie eingeschränkt ist Pat.?
- Kann Pat. seine Extremitäten bewegen?
- Kann Pat. sich alleine aufsetzen? Kann er sich an die Bettkante setzen?
- Kann Pat. sich drehen?
- Sonstige?

Ursachen
- Bettruhe?
- Schmerzen?
- Schonhaltung?
- Verletzungen?
- Gipsverband?
- Streckverband?
- Infusions- und Drainageschläuche, Katheter?
- Schwäche?
- Erkrankung des Bewegungsapparates?
- Neurologische Erkrankung?
- Herzerkrankung?
- Lungenerkrankung?
- Psychische Erkrankungen?
- Angst vor Knochenbrüchen?
- Gelenkerkrankungen?
- Spastiken?
- Übergewicht?
- Vorhergehende Sturzerfahrung?
- Sonstige?

Probleme
- Durchblutungsstörungen?
- Haut?
  - Farbe?
  - Zustand (Bläschen, Läsionen)?
  - Veränderungen?
  - Feuchtigkeit?
  - Dekubitus?
- Blutdruck?
- Puls?
- Orientierung?
- Sekretstau in der Lunge?
- Atmung?
- Obstipation?
- Muskelschwund?
- Knochenentkalkung?
- Kontrakturen?
- Schlafstörungen?
- Wut?
- Aggression?
- Regression?
- Apathie?
- Gewicht?
- Ödeme?
- Sonstige?

Ressourcen
- Pat. hat Bewegungsmöglichkeiten
- Pat. ist motiviert, sich zu bewegen
- Immobilität ist nur vorübergehend
- Guter AZ/EZ
- Sonstige

Ziele festlegen

- Bewegungsmöglichkeiten des Pat. sind erkannt und werden gefördert
- Pat. bewegt sich seinen Möglichkeiten entsprechend
- Folgekomplikationen (z. B. Kontrakturen, Dekubitus) sind vermieden
- Haut ist gut durchblutet und intakt
- Pat. hat Schmerzen von nicht mehr als 3/10 analog der Numerischen Rangskala

Maßnahmen planen

- Pflege entsprechend der Grunderkrankung
- Gespräche über Befinden und Bedürfnisse des Pat.
- Bewegungsplan erstellen und durchführen
- Geplantes, ruhiges und sicheres Vorgehen beim Transfer
- Pat. jederzeit mit einbeziehen
- Schmerzmanagement
- Bewegungsanreize schaffen, z. B. durch häufigen Positionswechsel
- Förderung der Eigenbewegung des Pat. durch Umsetzung des kinästhetischen Konzeptes
- Medikamente nach Anordnung
- Pat. über Folgen von Immobilität informieren
- Geeignete Hilfsmittel auswählen, Pat. informieren und Anleiten, z. B. Gehwagen, Rollator
- Variable, anpassbare Sitzmöbel einsetzen
- Fortschritte hervorheben und Pat. loben, um Ehrgeiz, Durchhaltevermögen, Lebenswillen zu stärken
- Angehörige informieren und zur Ermutigung des Pat. anregen
- Ggf. Gewichtsreduktion
- Vorhandene Fähigkeiten erkennen und fördern
- Unterstützung bei der Ausführung tgl. Handgriffe und Bewegungen
- Bewegungsübungen aktiv, passiv oder assistiv nach Anordnung durchführen
- Schienen nach Anordnung anlegen
- Weitere Therapien mit Pat./im therapeutischen Team gemeinsam planen, z. B. Ergotherapie, Physiotherapie

Ergebnisse prüfen

- Haut
- Beweglichkeit
- Muskeltonus
- Körperhaltung
- Gewicht
- Wohlbefinden
- Schmerzen
- Krankheitsverständnis/Compliance

Immundefekt

Vorübergehende oder dauerhafte Schwächung der Abwehrfunktion; weiterführende Stichworte: ➢ *Fieber, Husten, Infektion lokale, Kachexie, Mangelernährung, MRSA, Mykose*

Informationen sammeln

- Wie zeigt sich der Immundefekt?
- Ist der immundefekt angeboren oder erworben?

Ursachen

- Bekommt Pat. Immunsuppressiva?
  - Glukokortikoide?
  - Zytostatika?
  - Cyclosporin?
  - Schmerzmittel?
- Antikörpermangelsyndrom?
- HIV-positiv?
- Ernährungsstörung?
- Knochenmarkserkrankung?
- Malabsorption?
- Sonstige?

Probleme

- Leidet Pat. häufig an Infektionen?
- Leidet Pat. häufig an Pilzerkrankungen?
- Hautbeschaffenheit?
- Puls?
- Temperatur?
- Blutdruck?
- Gewicht?
- Schmerzen?
- Sonstige?

Ressourcen

- Guter AZ/EZ
- Pat. ist selbstständig
- Familienangehörige/Freunde unterstützen Pat.
- Sonstige

Ziele festlegen

- Pat. ist infektfrei
- Pat. kann am gesellschaftlichen Leben teilnehmen
- Pat. ist mobil und selbstständig
- Pat. hat einen angemessenen BMI

Maßnahmen planen

- Hygieneregeln einhalten
- Maßnahmen zur Stärkung des Immunsystems
- Medikamente nach Anordnung
- Hautbeobachtung, Pflege, Information
- Pat. über gesunde Ernährung aufklären, z. B. Vitamine, Spurenelemente
- Ernährungsberatung anbieten
- Pflege entsprechend der Grunderkrankung
- Zur Pflege seines Körpers und zu körperlicher Bewegung motivieren
- Hilfe bei der Ausführung tgl. Handgriffe und Bewegungen
- Bei Bettlägerigkeit alle Prophylaxen

- Kontakt zu Selbsthilfegruppen herstellen
- Entspannungstechniken empfehlen
- Angehörige/Freunde einbeziehen

Ergebnisse prüfen

- Infektionen
- Vitalzeichen
- Laborwerte
- Wohlbefinden
- Krankheitsverständnis, Compliance

Infektion, lokale

Räumlich begrenzte Infektion mit Krankheitserregern; weiterführende Stichworte: ➢ Bewegungseinschränkung, Ekzem, Fieber, Juckreiz, Mykose, Wunde chronische

Informationen sammeln

- Wo ist die Infektion lokalisiert?
- Seit wann besteht die Infektion?
- Wie zeigt sich die Infektion?
- Wird Pat. bereits medikamentös behandelt? Nimmt er eigene Medikamente/Hausmittel ein?

Probleme
- Haut?
- Eiter?
- Welches Organ?
- Rötung?
- Schwellung?
- Schmerzen?
- Überwärmung?
- Bewegungseinschränkung?
- Puls?
- Blutdruck?
- Temperatur?
- Antibiotikaresistenz?
- Sonstige?

Ressourcen
- Guter AZ/EZ
- Pat. hat keine Allergien gegen Antibiotika
- Krankheitserreger sind nicht multiresistent
- Infektion bleibt lokal begrenzt
- Keine weiteren Erkrankungen bekannt
- Sonstige

Ziele festlegen

- Ausbreitung der Infektion ist verhindert
- Infektion ist abgeheilt, Pat. ist frei von Folgeerkrankungen oder Komplikationen
- Pat. ist informiert und akzeptiert die therapeutischen Maßnahmen
- Pat. hat Schmerzen von nicht mehr als 3/10 analog der Numerischen Rangskala

Maßnahmen planen

- Pflege entsprechend der Grunderkrankung
- Bei Bettlägerigkeit alle Prophylaxen
- Arztanordnungen ausführen (Medikamente, fiebersenkende Maßnahmen)
- Schmerzmanagement durchführen
- Auf erwünschte und unerwünschte Wirkungen der Medikamente achten
- Auf ausreichende Flüssigkeitszufuhr achten
- Flüssigkeitsbilanz
- Auf ausgewogene, vitaminreiche Ernährung achten
- Ggf. Hilfe bei tgl. Verrichtungen
- Körperliche Schonung

- Für Ruhe sorgen
- Bei Resistenz:
  - Isolation (Einzelzimmer mit Nasszelle)
  - Strenge Hygieneregeln
  - Schutzkittel
  - Handschuhe
  - Mundschutz
  - Tgl. Flächendesinfektion
  - Pflegeutensilien, Blutdruckmanschette, Stethoskop, Gebrauchsgegenstände im Zimmer belassen
  - Wäsche noch im Zimmer in Wäschesack packen und den Sack verschließen
  - Möglichst selten und von möglichst wenigen Personen das Zimmer betreten lassen
  - Esstablett erst kurz vor dem Abtransport des Wagens aus dem Zimmer holen
  - Schlussdesinfektion

Ergebnisse prüfen

- Haut
- Vitalzeichen
- Schmerzen
- Bakteriologische Untersuchungen
- Krankheitsverständnis, Compliance

Infusion

Langsames, meist tropfenweises Einfließen größerer Flüssigkeitsmengen in den Körper; weiterführende Stichworte: ➤ *Blasenkatheter, Dehydratation/Exsikkose, Dehydratationsprophylaxe, Diarrhö, Erbrechen, Fieber, Flüssigkeitsbilanzierung, Kachexie, Mangelernährung, Polyurie, Schlafstörungen, Schmerzen, Venenkatheter peripherer, Venenkatheter zentraler*

Informationen sammeln

- Welche Arztanordnungen liegen vor?
- Sind die Voraussetzungen für eine Delegation an Pflegende erfüllt?

Gründe für Infusionstherapie

- Flüssigkeitszufuhr?
- Elektrolytausgleich?
- Ernährung?
- Medikamentöse Behandlung?
- Offenhalten von Gefäßzugängen?
- Osmotherapie (hypertone Lösung)?
- Volumenersatz (Schock, Blutverlust)?
- Sonstige?

Details

- Was für einen Gefäßzugang hat Pat.?
  - Periphervenös?
  - Zentralvenös?
  - Subkutan?
- Was erhält Pat. über den Zugang?
  - Kochsalzlösung?
  - Elektrolytlösung?
  - Glukoselösung?
  - Lipidlösung?
  - Aminosäurelösung?
  - Kombinationslösung?
  - Zugemischte Medikamente?
  - Blut- und Blutbestandteile?
- Infusionsdauer?
  - Über Std. und Tage?
  - 15 Min. bis 3 Std. (Antibiotika, Zytostatika, Kontrastmittel), wie oft am Tag?
- Sonstige?

Probleme

- Allergische Reaktionen?
- Hämatom?
- Entzündungszeichen?
- Paravasat?
- Vitalzeichenkontrolle?
- Gewichtskontrolle?
- Durst- und Hungergefühl?
- Hautturgor?
- Luftembolie?
- Sepsiszeichen?
- Ödeme?
- Thrombose?
- Thrombophlebitis?
- Einhalten des Infusionsplans?
- Einhalten der Tropfgeschwindigkeit?

Ressourcen

- Pat. versteht Gründe für den Zugang und akzeptiert ihn
- Pat. ist in Bewegungen, Mobilität nicht entscheidend eingeschränkt
- Pat. hat keine Schmerzen

- Venöser Zugang wird nur für einen kurzen Zeitraum benötigt
- Guter AZ/EZ
- Sonstige

Ziele festlegen

- Pat. akzeptiert den Zugang
- Pat. kennt Indikation für Infusion
- Pat. fühlt sich nicht eingeschränkt und ist mobil und selbstständig
- Komplikationen und Folgeschäden (z. B. Infektion) sind vermieden
- Zugang funktionsfähig halten

Maßnahmen planen

- Abklären, ob das benötigte Medikament mit der Infusionslösung mischbar ist
- Pat. über Grund, Dauer und Art der Infusion informieren
- Auf Veränderungen an der Einstichstelle achten und Zustand dokumentieren: Hämatom, Rötung, Schwellung, Paravasat
- Vitalfunktionen
- Auf Komplikationen achten: (a) = periphervenös, (b) = zentralvenös
  - Pneumothorax (b)
  - arterielle Punktion (b)
  - Hämatothorax (b)
  - Dissektionsaneurysma (b)
  - Herzrhythmusstörungen (b)
  - Luftembolie
  - Infektionszeichen
  - Thrombose
- Einhalten des Infusionsplans
- Einhalten der Tropfgeschwindigkeit
- Einhalten der Hygieneregeln
- Zugang vor Abstöpseln mit NaCl 0,9 % durchspülen (a)
- Zentralen Venenkatheter (ZVK) möglichst nie abstöpseln (b)
- Vor Mobilisation des Pat. sicherstellen, dass sich Verbindungsstücke nicht lösen, der Verschlussstopfen fest sitzt
- Pat. aufklären, dass der Spiegel im Infusionssystem erhalten bleiben soll
- Verstopfter Zugang: Arzt informieren
- Infusion wechseln, wenn der Behälter leer ist, der Spiegel in der Tropfkammer aber noch besteht
- Keine Luft infundieren
- Infusionsbesteck mind. alle 24 Std. wechseln
- Aseptischer Verbandswechsel an Punktionsstelle je nach Pflaster:
  - Gazeverbände: alle 24–28 Std.
  - Transparentverbände: spätestens nach 7 Tagen
  - Bei Durchfeuchtung, Verschmutzung u. a.: sofortiger Wechsel
- Kontrolle der Einstichstelle tgl.
- Vollständige Dokumentation

Ergebnisse prüfen

- Zugang
- Schmerzen
- Verband
- Auf Veränderungen achten
- ZVD (b)
- Flüssigkeitsbilanz
- Mobilität
- Krankheitsverständnis, Compliance

Injektion

Einspritzen von Arzneimitteln in den Körper; weiterführende Stichworte: ➤ *Allergie/allergische Reaktion, Angst, Diabetes mellitus, Infektion lokale*

Informationen sammeln

- Welche schriftlichen Arztanordnungen liegen vor?
- Sind die Voraussetzungen für eine Delegation an Pflegende erfüllt?

Probleme

- Welches Medikament bekommt Pat.?
- Wie oft bekommt der Pat. das Medikament?
- Zeitpunkt der Injektion?
- Welche Injektionsart?
  - Intrakutan (i.c.)?
  - Subkutan (s.c.)?
  - Intramuskulär (i.m.)?
  - Intravenös (i.v.)?
  - Intraarteriell (i.a.)?
  - Intrakardial?
  - Intraartikulär?
  - Intrathekal?
- Sind Unverträglichkeitsreaktionen bekannt?
- Hautzustand?
- Gewebezustand?

Ressourcen

- Hohe Compliance
- Vertrauen in behandelnde Pflegende/Arzt
- Guter AZ
- Sonstige

Ziele festlegen

- Pat. ist informiert und stimmt der Injektion zu
- Injektion wird sach- und fachgerecht nach Standard des Hauses durchgeführt
- Keine Komplikationen treten auf

Maßnahmen planen

- 5-R-Regel beachten:
  - Richtiger Pat.?
  - Richtiges Medikament?
  - Richtige Dosierung?
  - Richtiger Zeitpunkt?
  - Richtige Applikationsform?
- Material bereitlegen
- Medikament aufziehen und die leere Ampulle neben die Spritze stellen
- Hände desinfizieren
- Injektionsstelle desinfizieren
- Evtl. Pat. anleiten, die subkutane Injektion selbst durchzuführen

- Nur in gesundes Gewebe spritzen:
  - S.c. an Bauch oder Oberschenkel
  - I.m. in Musculus gluteus medius (ventroglutäal nach von Hochstetter oder Crista-Methode), Musculus vastus lateralis (Oberschenkel)
  - I.v. Venenpunktionsstellen (nur durch Arzt)
- I.m. -Injektion nach Anordnung und angemessenem Ausbildungsstand der Pflegekraft
- Intimsphäre des Pat. schützen
- Keine i.m.-Injektion bei:
  - Blutgerinnungshemmenden Medikamenten
  - Bevorstehender Lysetherapie
  - Verdacht auf Herzinfarkt
- Pat. zur Injektion entspannt lagern
- Händedesinfektion
- Injektionsstelle desinfizieren
- Vorsicht vor Stichverletzungen!

Die Pflegekraft ist für die Durchführung und Folgen der Injektion haftbar. Die Pflegekraft kann die Durchführung einer Injektion ablehnen, wenn sie ihr gefährlich erscheint.

Ergebnisse prüfen

- Beobachten und dokumentieren:
  - Injiziertes Medikament und Injektionsart
  - Schmerzen
  - Wohlbefinden
  - Wirkung des Medikaments
  - Komplikationen
  - Wohlbefinden des Pat.
- Unverträglichkeitsreaktionen:
  - Hautrötung
  - Juckreiz
  - Kopf-, Gelenk- und/oder Gliederschmerzen
  - Unruhe
  - Angst
  - Übelkeit
  - Erbrechen
- Vitalzeichen
- Folgen fehlerhafter Durchführung:
  - Schmerzen
  - Verzögerte Wirkung
  - Beschleunigte Wirkung
  - Gewebenekrose
  - Hämatom
  - Nervenschädigung (z. B. Nervus ischiadicus)
  - Gefäßverschluss
  - Ischämie
  - Infektion
  - Paravasat (i.v)

Bei allergischen Reaktionen, Unverträglichkeitsreaktionen und schweren Folgen einer fehlerhafter Durchführung → Arzt rufen und ggf. Sofortmaßnahmen einleiten.

Intertrigo

Nässende Entzündung der Haut, meist in Hautfalten; weiterführende Stichworte: ➤ *Adipositas, Diabetes mellitus, Harninkontinenz, Infektion lokale, Intertrigoprophylaxe, Juckreiz, Schwitzen übermäßiges*

Informationen sammeln

- Seit wann liegen Beschwerden vor?

Ursachen
- Schwitzt Pat. stark?
- Adipositas?
- Ist Diabetes bekannt?
- Immunschwäche?
- Inkontinenz?
- Sonstige?

Probleme
- Wo ist die Haut wund?
- Wie groß ist die wunde Stelle?
- Wie tief ist die wunde Stelle?
- Ist die Wunde trocken?
- Sekretion der Wunde?
- Juckreiz?
- Brennen?
- Sonstige?

Ressourcen
- Selbstständige Körperpflege möglich
- Pat. ist normalgewichtig
- Pat. ist mobil
- Pat. ist orientiert
- Sonstige

Ziele festlegen

- Intakte, trockene Haut
- Pat. kennt geeignete Maßnahmen und führt sie aus
- Pat. fühlt sich wohl

Maßnahmen planen

- Individuell verträgliches Reinigungs- und Hautpflegemittel auswählen
- Betroffene Körperstellen trocken halten
- Für atmungsaktive Wäsche sorgen
- Mullkompressen an Körperstellen, an denen Haut auf Haut liegt
- Ggf. für Temperaturausgleich sorgen (kühles Zimmer, kühlende Getränke)
- Bei Verwendung von Zusätzen im Waschwasser Haut gründlich abspülen
- Wunde Hautstelle mit schützender Creme einreiben
- Bei starkem Schwitzen Bettwäsche häufig wechseln
- Juckreiz lindern

Ergebnisse prüfen

- Haut
- Juckreiz
- Wohlbefinden
- Krankheitsverständnis, Compliance

Intertrigoprophylaxe

Maßnahmen, die die Gefahr eines Wundseins zwischen Hautfalten reduzieren; weiterführende Stichworte: ➢ *Adipositas, Diabetes mellitus, Harninkontinenz, Infektion lokale, Intertrigo, Juckreiz, Schwitzen übermäßiges*

Informationen sammeln

Risikofaktoren für eine Intertrigo

- Welcher Hauttyp?
- Starke Schweißbildung?
- Adipositas?
- Immunschwäche?
- Bettlägerigkeit?
- Inkontinenz?
- Ist Diabetes bekannt?
- Sonstige?

Ressourcen

- Selbstständige Körperpflege möglich
- Pat. ist normalgewichtig
- Pat. ist mobil
- Pat. schwitzt wenig
- Guter AZ/EZ
- Sonstige

Ziele festlegen

- Die Haut ist trocken und gesund
- Pat. kennt geeignete Vorsorgemaßnahmen und wendet sie an

Maßnahmen planen

- Individuell verträgliches Reinigungs- und Hautpflegemittel auswählen
- Haut gründlich trocken halten
- Für atmungsaktive Wäsche sorgen
- Gefährdete Körperareale regelmäßig inspizieren
- An Körperstellen, an denen Haut auf Haut liegt, Mullkompressen einlegen und regelmäßig wechseln
- Ggf. für Temperaturausgleich sorgen (kühles Zimmer, kühlende Getränke)
- Bei Verwendung von Zusätzen im Waschwasser Haut gründlich abspülen
- Haut mit stark verdünntem Salbeitee sanft abtupfen
- Bei starkem Schwitzen Bettwäsche häufig wechseln

Ergebnisse prüfen

- Haut
- Wohlbefinden
- Verständnis, Compliance

Juckreiz

Unangenehme Empfindung, die das Verlangen zu kratzen, reiben, scheuern oder drücken verursacht; weiterführende Stichworte: ➤ *Allergie/allergische Reaktion, Ekzem, Hämorrhoiden, Haut trockene, Hepatitis, Ikterus, Intertrigo, Kontaktdermatitis, Läuse, Mykose, Neurodermitis, Schlafstörungen, Schwitzen übermäßiges, Skabies*

Informationen sammeln

- Seit wann klagt Pat. über Juckreiz?
- Ist dies das 1. Mal?
- Hat der Pat. bereits Medikamente, Salben oder Hausmittel, die er gegen Juckreiz einsetzt?
- Hautbeschaffenheit des Pat.?

Ursachen

- Trockene Haut?
- Hauterkrankung?
- Neurodermitis?
- Arzneimittelreaktion?
- Allergische Reaktion?
- Psychogene Ursache?
- Lebererkrankung?
- Nierenerkrankung?
- Leukämie?
- Morbus Hodgkin?
- Neuropathie?
- Parasiten (Krätze)?
- Sonstige?

Probleme

- An welchen Hautstellen besteht Juckreiz?
- Lokal?
- Generalisiert?
- Schlafdefizit?
  - Müdigkeit?
  - Nervosität?
- Kratzspuren und Hautwunden?
- Lokale Infektionen?
- Sonstige?

Ressourcen

- Ursache des Juckreiz ist bekannt
- Selbstständige Körperpflege möglich
- Pat. hat Medikamente, Salben oder Hausmittel, die Juckreiz mildern
- Pat. ist orientiert
- Pat. ist absprachefähig
- Sonstige

Ziele festlegen

- Haut juckt nicht und Pat. fühlt sich wohl
- Pat. wendet geeignete Maßnahmen zur Beruhigung des Juckreizes an
- Haut ist intakt und geschmeidig

Maßnahmen planen

- Kühle Raumtemperatur
- Leichte Bettdecke
- Ggf. Schutzverband

- Fingernägel des Pat. kurz halten
- Pat. sollte nachts Baumwollhandschuhe tragen
- Verständnis zeigen, v. a. auch bei starken Kratzspuren
- Medikamente nach Anordnung
- Abreiben der Haut mit stark verdünntem Essigwasser oder etwas Alkohol im Wasser
- Bei Parasiten (Milben, Skabies):
  - Anwendung lokaler Medikamente nach Anordnung
  - Kontaktpersonen untersuchen und mitbehandeln
  - Tgl. Bettwäschewechsel
  - Hygieneregeln beachten
  - Schutzkittel und Einmalhandschuhe
  - Nach Entlassung des Pat. Bett zur Dampfdesinfektion

Ergebnisse prüfen

- Haut
- Wohlbefinden
- Verständnis, Compliance

Kachexie

Krankhafte, sehr starke Abmagerung; syn. Auszehrung; weiterführende Stichworte: ➤ *Abhängigkeit, Anorexia nervosa, Appetitlosigkeit, Demenz, Desorientiertheit/Orientierungsstörung, Erbrechen, Ernährungssonden, Gewichtsverlust, Haut trockene, Hypoglykämie, Mangelernährung, Schluckstörungen, Sondenernährung, Übelkeit*

Informationen sammeln

- Seit wann besteht Kachexie?

Ursachen
- Appetitlosigkeit?
- Zustand nach Magen-Darm-Resektion?
- Tumoren?
- Magersucht?
- Alkoholabhängigkeit?
- Seelische Belastungen?
- Psychische Störungen?
- Muskelabbauprozesse?
- Chronische Darmerkrankungen?
- Schluckstörungen?
- Sonstige?

Probleme
- Gewicht?
- Größe?
- BMI?
- Blutdruck?
- Puls?
- Dehydratation?
- Hautzustand?
- Verlust von Unterhautfettgewebe (übermäßiges Frieren)?
- Anzeichen von Erschöpfung?
- Übelkeit?
- Aufstoßen?
- Blähungen?
- Völlegefühl?
- Schluckstörungen?
- Eingeschränktes Sehvermögen?
- Bewegungseinschränkung?
- Schmerzen?
- Stress?
- Bewusstseinszustand?
- Hirnleistungsstörungen?
- Orientierung?
- Vernachlässigte Körperpflege?
- Vitaminmangelsyndrome?
- Wundheilungsstörungen?
- Sonstige?

Ressourcen
- Pat. hat Appetit/Hunger
- Pat. hat keine zusätzlichen Erkrankungen
- Pat. kann selbstständig essen, ist mobil
- Pat. hat Lieblingsspeise und prinzipiell Freude am Essen
- Guter AZ
- Sonstige

Ziele festlegen

- Pat. hat einen angemessenen BMI
- Pat. isst gerne

- Pat. isst selbstständig
- Pat. nimmt Hungergefühl wahr
- Pat. fühlt sich wohl
- Pat. erreicht/behält sein Wohlfühlgewicht
- Pat. hat Schmerzen von nicht mehr als 3/10 analog der Numerischen Rangskala

Maßnahmen planen

- Einfuhrprotokoll anlegen
- Ernährungsprotokoll anlegen
- Schmerzmanagement durchführen
- Während des Essens ruhige Atmosphäre schaffen, ohne Störungen durch pflegerische oder ärztliche Maßnahmen
- Mobile Pat. an einem Tisch gemeinsam essen lassen
- Wunschkost bestellen
- Zimmer vor dem Essen lüften
- Auf appetitliche Zubereitung achten
- Darauf achten, dass das Essen warm ist
- Darauf achten, dass Pat. eine angenehme Sitzposition eingenommen hat, ggf. mit Hilfestellung
- Pat. Zeit zum Essen lassen
- Darauf achten, was dem Pat. schmeckt
- Kleine Portionen
- Zwischenmahlzeiten, z. B. Joghurt, Brühe, Apfel
- Hochkalorische Ergänzungskost anbieten
- Pat. nicht zum Essen zwingen
- Psychologische Beratung anbieten
- Kontakt zu Selbsthilfegruppen herstellen
- Gespräche mit Pat. und Angehörigen über:
  - Nasale Ernährungssonden
  - PEG-Anlage
  - Portanlage

Ergebnisse prüfen

- Gewicht
- Nahrungsaufnahme
- Flüssigkeitsbilanz
- Appetit
- Vitalzeichen
- Schmerzen
- Befindlichkeit
- Orientierung
- Krankheitsverständnis, Compliance

Karbunkel

Flächenhafte, eitrige Entzündung durch Verschmelzen mehrerer Furunkel (tiefe Entzündungen des Haarbalges mit Abszessbildung); weiterführende Stichworte: ➢ *Fieber, Infektion lokale*

Informationen sammeln

- Seit wann hat Pat. einen Karbunkel?
- Hat der Pat. das 1. Mal einen Karbunkel?
- Wenn nein, wie ist er vorher therapiert worden?
- Neigt der Pat. zu Hautunreinheiten?

Probleme

- Lokalisation?
  - Nacken?
  - Rücken?
  - Schultern?
  - Gesicht?
  - Hüften?
  - Oberschenkel?
- Größe?
- Rötung?
- Schwellung?
- Hautbeschaffenheit?
- Schmerzen?
- Temperatur?
- Puls?
- Blutdruck?
- Sonstige?

Ressourcen

- Guter AZ/EZ
- Pat. hat keine Problemhaut/Haut ist nicht auffallend unrein
- Pat. ist orientiert
- Diabetes mellitus ist gut eingestellt
- Sonstige

Ziele festlegen

- Karbunkel ist abgeheilt
- Pat. hat Schmerzen von nicht mehr als 3/10 analog der Numerischen Rangskala
- Komplikationen wie z. B. Sinusthrombose, Meningitis und Enzephalitis sind vermieden

Maßnahmen planen

- Tgl. Verbandswechsel nach Standard bzw. nach Arztanordnung
- Bei Lokalisation im Gesichtsbereich ggf.:
  - Bettruhe
  - Kau- und Sprechverbot
  - Passierte Kost
- Medikamente nach Anordnung
- Bei Bettruhe alle Prophylaxen
- Fiebersenkende Maßnahmen nach Anordnung
- Auf ausreichende Flüssigkeitszufuhr achten
- Auf ausgewogene, vitaminreiche Ernährung achten
- Ggf. Hilfe bei tgl. Verrichtungen
- Körperliche Schonung

Ergebnisse prüfen

- Haut
- Vitalzeichen
- Schmerzen
- Wohlbefinden
- Krankheitsbewusstsein, Compliance

Katarakt

Trübung der Augenlinse; syn. Grauer Star; weiterführende Stichworte: ➤ *Sehstörungen, Sturzprophylaxe*

Informationen sammeln

- Seit wann ist grauer Star (Katarakt) bekannt?
- Ist Pat. in ärztlicher Behandlung?

Ursachen
- Angeboren oder erworben?
- Altersstar?
- Diabetes mellitus?
- Dialyse?
- Medikamente, z. B. Glukokortikoide?
- Röntgenbestrahlung im Augenbereich?
- Andere Augenerkrankungen?
- Augenverletzungen?
- Sonstige?

Probleme
- Linsentrübung?
- Lichtempfindlichkeit?
- Verschwommenes, unscharfes Sehen?
- Sehen von dichtem Nebel?
- Doppelbilder?
- Erschwertes Nahsehen?
- Grauweißliche Pupille?
- Allmähliche Sehverschlechterung?
- Sonstige?

Ressourcen
- Pat. hat keine erschwerenden Begleiterkrankungen, z. B. Diabetes mellitus
- Pat. kann noch sehen
- Pat. ist orientiert, findet sich zurecht
- Pat. nimmt Unterstützung an
- Sonstige

Ziele festlegen

- Pat. findet sich selbstständig in der Umgebung zurecht
- Pat. kennt Maßnahmen der Sturzprophylaxe und wendet diese an

Maßnahmen planen

- Hilfestellungen bei tgl. Handgriffen
- Sturzprophylaxe
- Ggf. Zimmer leicht abdunkeln
- Ggf. Sonnenbrille empfehlen
- Über Operationsmöglichkeiten informieren
- Star wird ggf. operativ entfernt

Ergebnisse prüfen

- Sehvermögen
- Orientierung
- Wohlbefinden
- Krankheitsverständnis, Compliance

Kolostoma

Operativ angelegte Öffnung des Dickdarms; syn. künstlicher Darmausgang; weiterführende Stichworte: ➤ Bauchschmerzen, Blähungen, Dehydratation/Exsikkose, Dehydratationsprophylaxe, Diarrhö, Ekzem, Obstipation, Obstipationsprophylaxe, Schmerzen

Informationen sammeln

- Seit wann hat Pat. ein Kolostoma?
- Welche Stomaart?
- Was für eine Grunderkrankung liegt vor?
- Was für Hilfsmittel, z. B. Beutelart und Säuberungslotionen, verwendet Pat.?
- Versorgt Pat. das Kolostoma selbstständig?
- Spricht er unbefangen über das Kolostoma oder ist es ihm unangenehm?
- Irrigiert Pat.?
- Verwendet er Stomakappen, welche Versorgung verwendet der Pat.?

Probleme

- Frische Stomaanlage?
  - Exsikkose?
  - Stuhlgang: Häufigkeit, Beschaffenheit, Menge?
  - Parastomale Haut: Entzündungszeichen, Allergien, Abszesse, Mykose?
  - Stoma: Durchblutung, Stomaödem?
  - Postoperative Überwachung: Puls?, Blutdruck?, Temperatur?, Bewusstsein?, Wohlbefinden?
- Schon länger bestehendes Stoma?
  - Zustand?
  - Parastomale Haut?
  - Hernie?
  - Darmprolaps?
  - Stenose?
  - Retraktion?
  - Nekrose?
  - Entzündung?
  - Fistel?
  - Blutung?
- Akzeptanz/Ablehnung?
- Bedeutung für den Pat.?
  - Ekelgefühle?
  - Sexualität?
  - Soziale Kontakte?
  - Berufstätigkeit?
  - Finanzielle Situation
- Sonstige?

Ressourcen

- Pat. versorgt das Stoma selbst
- Pat. akzeptiert das Stoma
- Intaktes soziales Umfeld
- Pat. ist mobil und selbstständig
- Pat. ist mit Hilfsmittel versorgt, die er anwenden kann
- Pat. ist orientiert
- Guter AZ/EZ
- Sonstige

Ziele festlegen

- Pat. kann das Stoma selbstständig versorgen
- Parastomale Haut ist intakt und unauffällig
- Stoma ist frei von Komplikationen
- Pat. nimmt am gesellschaftlichen Leben teil
- Pat. hat soziale Kontakte

Maßnahmen planen

- Psychische Begleitung durch Gesprächsbereitschaft, akzeptierende und empathische Haltung
- Ggf. Stomatherapeuten benachrichtigen
- Angepasste Ernährung:
  - Liste verträglicher Lebensmittel anlegen
  - Keine blähenden Speisen
  - Abführende oder stopfende Nahrungsmittel nach Bedarf
  - Ausreichende Flüssigkeitszufuhr
  - Erhöhten Elektrolyt- und Vitaminbedarf berücksichtigen
  - Regelmäßige kleine Mahlzeiten
- Zum Beutelwechsel anleiten
- Reinigen des Stomas
- Haut bei Bedarf rasieren
- Haut mit geeigneten Mitteln pflegen:
  - Keine Öle, Salben, Hautlotion
  - Kein Äther/Benzin zur Reinigung
  - Keine Schwämme oder Mehrfachverwendung von Waschlappen
- Haut durch gut sitzendes Stomaversorgungsmaterial schützen
- Haut trocken halten
- Ggf. Dehydratationsprophylaxe
- Pat. zur Stomapflege anleiten
- Ggf. Angehörige zur Stomapflege anleiten
- Pat. über Hilfsmittel informieren:
  - Haltegurt
  - Klammern
  - Beutelüberzug
  - Geruchshemmende Mittel
- Hygieneregeln beachten (Einmalhandschuhe)
- Ggf. Kontakt zu Selbsthilfegruppen ermöglichen
- Ggf. Kontakt zu Stomatherapeuten herstellen, z. B. häusliche Begleitung

Ergebnisse prüfen

- Haut
- Ausscheidungen
- Wohlbefinden
- Vitalzeichen
- Verständnis, Compliance

Konjunktivitis

Akute oder chronische Entzündung der Augenbindehäute; syn. Bindehautentzündung; weiterführende Stichworte: ➤ *Allergie/allergische Reaktion, Juckreiz*

Informationen sammeln

- Seit wann bestehen Symptome?
- Hat Pat. bereits früher Konjunktivitis gehabt?
- Wie ist diese therapiert worden?

Ursachen
- Allergie?
- Kontaktlinsen?
- Staubexposition?
- Tabakrauchexposition?
- Schwimmbadbesuch?
- Infektion?
- Sonstige?

Probleme
- Jucken?
- Brennen?
- Rötung der Bindehaut?
- Schwellung?
- Fremdkörpergefühl?
- Schmerzen?
- Lichtempfindlichkeit?
- Tränenfluss?
- Krampfhafter Lidschluss?
- Sekretabsonderung?
  - Wässrig?
  - Schleimig?
  - Eitrig?
- Verklebte Lidränder?
- Lymphknotenschwellung am Ohr?
- Schnupfen?
  - Allergisch?
  - Infektiös?
- Hornhautempfindlichkeit verringert?
- Sehverschlechterung?
- Sonstige?

Ressourcen
- Pat. kann Augentropfen selbst applizieren
- Ursache ist bekannt
- Pat. ist orientiert
- Pat. ist absprachefähig
- Pat. hält Hygienestandards ein
- Sonstige

Ziele festlegen

- Auge ist/Augen sind abgeschwollen
- Rötung ist abgeklungen
- Keine Sekretabsonderungen mehr
- Übergreifen auf die Hornhaut ist verhindert
- Pat. kennt Ursache und vermeidet diese

Bei viel eitrigem Sekret besteht in seltenen Fällen Erblindungsgefahr.

Maßnahmen planen

- Allergenkarenz
- Hygieneregeln beachten
- Medikamente nach Anordnung

Ergebnisse prüfen

- Auge
- Wohlbefinden
- Schmerzen
- Krankheitsbewusstsein/Compliance

Kontaktdermatitis

Akute oder chronische Hautentzündung nach Hautkontakt mit einem Allergen; weiterführende Stichworte: ➤ *Allergie/allergische Reaktion, Ekzem, Haut trockene, Infektion lokale, Juckreiz*

Informationen sammeln

- Seit wann bestehen Symptome?
- Tritt Erkrankung das 1. Mal auf? Wenn nein, wie ist sie vorher behandelt worden?
- Hat Pat. Medikamente, Salben oder Hausmittel, die ihm helfen? Wenn ja, welche?

Ursachen
- Allergen bekannt?
- Akut?
- Chronisch?
- Sonstige?

Probleme
- Rötung?
- Papeln?
- Schuppen?
- Läsionen?
- Superinfektion?
- Allergische Reaktion sofort, nach Min., Std. oder Tagen?
- Reaktion auf das Kontaktgebiet beschränkt?
- Sonstige?

Ressourcen
- Pat. kann die Hautpflege selbstständig durchführen
- Pat. ist orientiert
- Guter AZ/EZ
- Sonstige

Ziele festlegen

- Pat. kennt Allergen und meidet dieses
- Pat. ist beschwerdefrei und fühlt sich wohl
- Pat. kommt mit der Hautpflege zurecht
- Pat. kennt Maßnahmen zur Wiederherstellung einer intakten Haut und führt diese selbstständig aus

Maßnahmen planen

- Allergenkarenz
- Medikamente nach Anordnung
- Feuchte Umschläge bei nässenden Läsionen
- Sorgfältige Hautpflege
- Kontakt zu Selbsthilfegruppen anbieten
- Ggf. über Sozialdienst Umschulung besprechen
- Desensibilisierungsbehandlung empfehlen

Ergebnisse prüfen

- Haut
- Wohlbefinden
- Krankheitsbewusstsein/Compliance

Kontinenzförderung

Maßnahmen zur Erhaltung der Kontinenz; weiterführende Stichworte: ➢ *Dehydratation/Exsikkose, Dehydratationsprophylaxe, Dysurie, Enuresis nocturno, Harninkontinenz, Nykturie, Stuhlinkontinenz, Sturzprophylaxe*

Informationen sammeln

- Welche Inkontinenzform liegt vor? Wie stark?
- Verwendet Pat. Hilfsmittel? Wenn ja, welche?
- Helfen diese oder ist die Inkontinenz bemerkbar, z. B. Geruch?
- Ist dem Pat. das Problem unangenehm oder spricht er offen darüber?
- Wie alt ist Pat.?

Ursachen für fehlende Kontinenz

- Stressinkontinenz:
  - Urinverlust bei körperlicher Belastung (abdomineller Druckerhöhung, z. B. bei Husten, Lachen)?
  - Geschlecht? Östrogenmangel, z. B. Menopause?
  - Alter?
  - Schwangerschaften, Geburten?
  - Prostatektomie?
- Dranginkontinenz:
  - Urinverlust durch plötzlich auftretenden, zwanghaften Harndrang?
  - Neurologische Erkrankung? Multiple Sklerose?
  - Blasenentzündung?
  - Steinleiden?
- Mischinkontinenz:
  - Urinverlust sowohl durch Harndrang als auch unter körperlicher Belastung?
- Extraurethrale Inkontinenz:
  - Ständiger Urinverlust über andere Wege als die Harnröhre, z. B. über Blasenscheidenfistel?
- Inkontinenz bei chronischer Harnretention:
  - Unvollständige Blasenentleerung (Restharnbildung) mit und ohne Urinverlust?
- Unkategorisierbare Inkontinenz (nicht eindeutig zuzuordnen)?
- Weiterer Informationsbedarf:
  - Orientierung des Pat.?
  - Tumoren?
  - Gewicht des Pat.?
  - Koffein, Alkohol?
  - Ausscheidungsgewohnheiten?
- Sonstige?

Probleme

- Eingeschränktes fehlendes Gefühl der Blasenfüllung?
- Häufiges Wasserlassen?
- Nykturie?
- Verzögerter Beginn der Miktion?
- Pressen beim Wasserlassen?
- Nachtröpfeln?
- Ständiger Urinabgang?
- Scham?
- Finanzielle Belastung?

- Verlust von Lebensqualität?
- Soziale Ausgrenzung?

Ressourcen
- Offenheit des Pat. gegenüber dem Problem
- Ursache ist bekannt, kann behandelt werden
- Pat. verwendet Hilfsmittel
- Mobilität, um auf Toilette zu gelangen
- Pat. spürt Harndrang
- Normalgewicht
- Sonstige

Ziele festlegen

- Die Ursache des Problems ist erkannt und kompensiert oder behoben
- Pat. kann Urin kontrolliert und beschwerdefrei ausscheiden
- Pat. kennt angemessene Hilfsmittel und kann sie anwenden
- Die Haut im Intimbereich ist intakt
- Pat. trinkt … ml pro Tag

Maßnahmen planen

- Miktionsprotokoll anlegen bzw. Pat. im Ausfüllen desselben unterweisen
- Vorlagengewichtstest über 24 Std.
- Inkontinenzprofil des Pat. bestimmen
- Angemessene Kleidung
- Inkontinenzhilfsmittel
- Pat. mit Hilfsmitteln vertraut machen
- Weg zur Toilette zeigen
- Toilettentür deutlich kennzeichnen
- Toilettentraining
- Saubere und gut belüftete Toilette
- Toilettensitz in angemessener Höhe
- Ggf. Toilettenstuhl am Bett
- Beckenbodentraining
- Hautpflege
- Pat. und Angehörige beraten
- Schriftliches Informationsmaterial bereithalten
- Ggf. Gewichtsreduktion
- Viel Flüssigkeit anbieten, Haupttrinkmenge vor 16 Uhr
- Dehydratationsprophylaxe

Ergebnisse prüfen

- Ausscheidungsprotokoll
- Restharn
- Haut
- Wohlbefinden
- Krankheitsbewusstsein, Compliance

Kontraktur

Dauerhafte Verkürzung von Muskeln, Sehnen und Bändern mit der Folge einer irreversiblen Bewegungseinschränkung und Versteifung eines Gelenkes; weiterführende Stichworte: ➢ *Bewegungseinschränkung, Gelenksteifigkeit, Immobilität, Kontrakturenprophylaxe*

Informationen sammeln

- Seit wann bestehen Symptome?
- Wie ausgeprägt sind die Symptome?

Ursachen
- Immobilität, Bettlägerigkeit?
- Inaktivität, z. B. durch Gipsverband?
- Spastik?
- Lähmungen?
- Schonhaltung, z. B. bei Schmerzen?
- Narben im Gelenkbereich?
- Sonstige?

Probleme
- Welche Art von Kontraktur?
  - Beugekontraktur?
  - Streckkontraktur?
  - Abduktionskontraktur?
  - Adduktionskontraktur?
- Welches Gelenk?
- Schmerzen?
- Hautbeschaffenheit?
- Sonstige?

Ressourcen
- Pat. kann Gelenke teilweise bewegen
- Pat. ist motiviert, sich zu bewegen
- Pat. hat Kontrolle über seine Körperhaltung
- Pat. akzeptiert Schienenversorgung
- Pat. ist orientiert
- Pat. kann Schmerzen äußern
- Sonstige

Ziele festlegen

- Pat. behält die noch vorhandene Beweglichkeit
- Pat. ist motiviert, sich zu bewegen
- Pat. kennt Bewegungsübungen und führt sie durch
- Pat. hat keine Schmerzen
- Gelenkbeweglichkeit ist gefördert.
- Kontraktur ist aufgehoben

Maßnahmen planen

- Gemeinsam mit Physiotherapie, Ergotherapie, Ärzten und anderen Therapeuten Pflege-, Bewegungs- und Therapieplan aufstellen, gemeinsam Ziele setzen
- Medikamente nach Anordnung
- Pat. zu Bewegungen ermuntern
- Passive und wenn möglich aktive Bewegungsübungen, v. a. auch der kleinen Gelenke
- Gelenkstatus mit Winkelmessung erheben
- Muskeltraining, v. a. auch der Muskeln an Händen und Füßen

- Hilfsmittel nach Rücksprache mit Physiotherapie
- Streichung der Muskelantagonisten
- Bei Bettlägerigkeit regelmäßiger, individueller Lagewechsel
- Wenn möglich keine Superweichlagerung
- Pflege entsprechend der Grunderkrankung
- Bei Bettlägerigkeit alle Prophylaxen
- Schienen nach Anordnung anlegen
- Regelmäßige Verlaufskontrolle mit Foto- oder Videodokumentation
- Vorhandene Fähigkeiten erkennen und fördern
- Auf Schmerzreaktionen des Pat. achten

Ergebnisse prüfen

- Gelenkstatus
- Beweglichkeit
- Körperhaltung
- Wohlbefinden
- Schmerzen
- Haut
- Krankheitsverständnis, Compliance

Kontrakturenprophylaxe

Maßnahmen zur Vermeidung von Kontrakturen; weiterführende Stichworte: ➤ *Bewegungseinschränkung, Gelenksteifigkeit, Immobilität, Kontraktur*

Informationen sammeln

Risikofaktoren für eine Kontraktur
- Bettlägerigkeit?
- Gipsverband?
- Schmerzen?
- Schonhaltung?
- Narben im Gelenkbereich?
- Lähmungen?
- Spastiken?
- Gekrümmte Haltung aufgrund psychosozialer Faktoren oder kognitiver Defizite?
- Bewusstsein?
- Orientierung?
- Schwäche?
- Immobilität?
- Sonstige?

Ressourcen
- Pat. kann Gelenke bewegen
- Immobilität besteht nur temporär
- Pat. ist motiviert, sich zu bewegen
- Pat. hat Kontrolle über seine Körperhaltung
- Pat. ist orientiert
- Sonstige

Ziele festlegen

- Pat. bewegt sich selbstständig
- Pat. kann alle Gelenke uneingeschränkt bewegen
- Die Gelenkbeweglichkeit ist erhalten

Maßnahmen planen

- Gelenkstatus erheben
- Frühzeitig mobilisieren
- Unterstützen bei tgl. Verrichtungen
- Pat. zu Bewegungen ermuntern
- Passive und wenn möglich aktive Bewegungsübungen, v. a. auch der kleinen Gelenke
- Bei Bettlägerigkeit regelmäßiger, individueller Lagewechsel
- Hilfsmittel nach Rücksprache mit Physiotherapie
- Bei Pat. mit neurologischen Erkrankungen Anwendung des Bobath-Konzeptes
- Gelenke im Wechsel gebeugt und gestreckt lagern
- Gleiches Gelenk mind. 4-mal hintereinander bewegen
- Bei Bettlägerigkeit alle Prophylaxen
- Schienen nach Anordnung anlegen
- Weitere Therapien mit Pat./im therapeutischen Team gemeinsam planen, z. B. Ergotherapie, Physiotherapie
- Wahrnehmungsförderung, z. B. durch Basale Stimulation®

Ergebnisse prüfen

- Beweglichkeit
- Körperhaltung
- Wohlbefinden
- Schmerzen
- Haut
- Gelenkstatus
- Verständnis, Compliance

Koronare Herzkrankheit (KHK)

Mangeldurchblutung des Herzmuskels; Symptom der Koronaren Herzkrankheit: Angina pectoris; weiterführende Stichworte: ➢ *Angst, Schlafstörungen, Schmerzen, Schwitzen übermäßiges*

Informationen sammeln

- Seit wann bestehen Symptome?
- War der Pat. bereits in ärztlicher Behandlung?
- Welche Medikamente nimmt der Pat. ein?
- Wann tritt ein Angina-pectoris-Anfall auf?
- Wie oft und in welcher Intensität tritt ein Angina-pectoris-Anfall auf?
- Welche Stufe der KHK liegt vor?
- Was verschafft dem Pat. während eines Anfalls Linderung?

Probleme

- Schmerzen im Brustbereich?
- Schmerzen im linken Arm?
- Nächtliche Unruhe?
- Schmerzen?
- Diabetes mellitus?
- Sind weitere Herz-Kreislauferkrankungen bekannt?
- Angst?
- Ernährung? Hypercholesterinämie?
- Bewegung?
- Suchtmittel (Alkohol, Nikotin)?
- Blutdruck?
- Puls?
- Gewicht?
- Atmung?
- Haben andere Familienmitglieder KHK?
- Sonstige?

Ressourcen

- Keine weiteren Erkrankungen
- Gesunde Lebensweise
- Guter AZ/EZ
- Medikamentös gut eingestellt
- Intaktes soziales Umfeld
- Sonstige

Ziele festlegen

- Pat. bekommt keine/nur wenige Angina-pectoris-Anfälle
- Pat. weiß, wie er sich während eines Anfalls verhalten muss und welche Medikamente er einnimmt
- Pat. kennt die Auswirkungen der Lebensweise auf das Herz bzw. den Stellenwert der präventiven Therapie
- Pat. überprüft und ändert seinen Lebensstil zur Risikominimierung, z. B. Gewichtsreduktion, Rauchen
- Komplikationen, insbesondere Herzinfarkt, wird entgegengewirkt

Maßnahmen planen

- Medikamente nach Anordnung
- Pat. über Ursachen der Erkrankung informieren
- Langsame Mobilisation, Wichtigkeit von Bewegung erläutern
- Pflege je nach Schwere und Manifestationsform der KHK
- Ggf. in der Akutphase Bettruhe und entlastende Pflege
- Bei Bettlägerigkeit alle Prophylaxen
- Diät:
  - Cholesterinarm
  - Keine blähenden Speisen
  - Keine schweren Mahlzeiten
  - Viele kleine Mahlzeiten
- Pat. Ruhe und Sicherheit vermitteln
- Klingel griffbereit legen
- Angst aussprechen lassen
- Beratungsgespräche:
  - Vom Rauchen abraten
  - Vermeiden von körperlicher Belastung
  - Vermeiden von psychischer Belastung
  - Vermeiden von Kälte
  - Selbsthilfegruppen empfehlen
- Expertenstandard Schmerzmanagement anwenden

Ergebnisse prüfen

- Vitalzeichen
- Flüssigkeitsbilanz
- Gewicht
- Wohlbefinden
- Krankheitsverständnis, Compliance

Kopfschmerzen

Schmerzempfindungen im Bereich des Kopfes; weiterführende Stichworte: ➤ *Angst, Dehydratation/Exsikkose, Epilepsie, Erbrechen, Fieber, Halluzinationen, Hypertonie, Ödem, Schlafstörungen, Schmerzen, Sehstörungen, Übelkeit*

Informationen sammeln

- Seit wann bestehen Symptome?
- War Pat. bereits in ärztlicher Behandlung?
- Welche Medikamente nimmt Pat. ein?

Ursachen

- Fieber, z. B. Arteriitis temporalis?
- Kopfverletzungen?
- Meningitis (steifer Nacken)?
- Tumoren?
- Migräne?
- Hirnblutung?
- Stupor?
- Sonstige?

Probleme

- Wann?
- Wie oft?
- Wie stark?
- Sind die Schmerzen:
  - Stechend?
  - Dumpf?
  - Bohrend?
  - Pochend?
  - Drückend?
  - Beidseitig?
  - Einseitig?
  - Diffus?
  - Anfallsartig?
- Wie lange halten die Schmerzen an, Sekunden bis Tage?
- Dauerkopfschmerz, z. B. Trigeminusneuralgie?
- Lichtüberempfindlichkeit?
- Aura?
- Geräuschüberempfindlichkeit?
- Übelkeit?
- Sehstörungen?
- Augentränen?
- Schwindel?
- Sensibilitätsstörungen?
- Lähmungen?
- Blutdruck?
- Pulsfrequenz?
- Sonstige?

Ressourcen

- Pat. kann Schmerzen beschreiben
- Pat. hat Medikamente, die ihm gut helfen
- Pat. hat Strategien gegen Kopfschmerzen entwickelt, z. B. Ruhen in abgedunkeltem Zimmer
- Pat. ist orientiert
- Es liegen keine zusätzlichen Erkrankungen vor
- Sonstige

Ziele festlegen

- Pat. hat keine/nur noch selten Kopfschmerzen
- Pat. ist über die Ursachen informiert
- Pat. erkennt Kopfschmerzattacke frühzeitig und weiß was zu tun ist
- Pat. ist medikamentös eingestellt
- Pat. kennt zusätzliche Strategien, z. B. autogenes Training, um Schmerzen zu reduzieren

Maßnahmen planen

- Reizabschirmung:
  - Dunkelheit
  - Stille
- Bei Fieber Arzt rufen
- Schmerzende Stellen kühlen
- Medikamente (frühzeitig) nach Anordnung
- Kopfschmerztagebuch führen (lernen)
- Kalt-warme Dusche
- Nach Abklingen der Schmerzen raten zu:
  - Geregelter Lebensweise
  - Sport
  - Autogenem Training
  - Entspannungsübungen

Ergebnisse prüfen

- Vitalzeichen
- Schmerzen
- Wohlbefinden
- Pupillenreaktion
- Tagebuch
- Krankheitsverständnis, Compliance

Lähmung

Bewegungseinschränkung oder -unfähigkeit; weiterführende Stichworte: ➢ *Dekubitusprophylaxe, Hemiparese/Hemiplegie, Immobilität, Kontrakturenprophylaxe, Obstipationsprophylaxe, Pneumonieprophylaxe, Schluckstörungen, Spitzfußprophylaxe, Sprachstörungen, Sprechstörungen, Thromboseprophylaxe*

Informationen sammeln

- Seit wann besteht die Lähmung?

Ursachen
- Bandscheibenvorfall?
- Apoplektischer Insult?
- Unfall?
- Schädel-Hirn-Trauma?
- Nervenläsion?
- Nervenkompression, z. B. Tumor?
- Sonstige?

Probleme
- Ist die Lähmung:
  - Zentral?
  - Peripher?
  - Myogen?
  - Schlaff?
  - Spastisch?
- Welche Gliedmaßen sind betroffen?
- Querschnittslähmung?
- Halbseitenlähmung?
- Sensibilitätsstörungen?
- Gangbild?
- Bewegungsablauf?
- Tremor?
- Körperhaltung?
  - Steif?
  - Schlaff?
  - Verspannt?
  - Krumm?
- Schonhaltung?
- Muskeltonus?
- Unvollständige Lähmung (Parese)?
- Vollständige Lähmung (Plegie)?
- Muskelatrophie?
- Reflexe?
- Sonstige?

Ressourcen
- Pat. hat Bewegungsmöglichkeiten
- Keine weiteren Erkrankungen sind bekannt
- Angehörige des Pat. sind in Bewegungsunterstützungen eingearbeitet
- Pat. kennt Hilfsmittel und Techniken zur Bewegungsunterstützung
- Pat. versteht Erkrankung
- Sonstige

Ziele festlegen

- Vorhandene Beweglichkeit erhalten
- Pat. ist so mobil wie möglich
- Pat. kennt Hilfsmittel und Techniken, um selbstständig zu werden/zu bleiben
- Bei Bandscheibenvorfall ist dauerhafte Lähmung vermieden

- Verbesserte Beweglichkeit
- Hautzustand bleibt intakt

Maßnahmen planen

- Gemeinsam mit Physiotherapie, Ergotherapie, Ärzten und anderen Therapeuten Pflege-, Bewegungs- und Therapieplan aufstellen, gemeinsam Ziele setzen
- Pat. bei tgl. Verrichtungen unterstützen
- Bei Bettlägerigkeit alle Prophylaxen
- Bewegungsübungen
- Mobilisation
- Pflege nach dem Bobath-Konzept
- Kinästhetik anwenden und anlernen
- Hilfsmittel, z. B. Rollstuhl, Stehbrett, beschaffen und anleiten, ggf. auch Angehörige einbeziehen
- Ergotherapie für tgl. Situationen, z. B. Anziehen
- Viele kleine Mahlzeiten
- Kontakt zu Selbsthilfegruppen anbieten
- Sensibilitätstraining anbieten
- Wahrnehmungsförderung, z. B. durch Basale Stimulation®

Ergebnisse prüfen

- Haut
- Atmung
- Vitalzeichen
- Beweglichkeit
- Wohlbefinden
- Krankheitsverständnis, Compliance

Läuse

Insekten, die den Menschen als Wirt nutzen; den Menschen befallen Kopfläuse, Filzläuse und Kleiderläuse; weiterführende Stichworte: ➢ *Angst, Ekzem, Infektion lokale, Juckreiz, Skabies*

Informationen sammeln

- Seit wann bestehen Symptome?

Probleme

- Welche Art?
  - Kopflaus?
  - Filzlaus?
  - Kleiderlaus?
- Nissen?
- Wo?
  - Hinter den Ohren?
  - Kopfhaar?
  - Schamhaar?
- Rote Papeln?
- Bläuliche Flecke?
- Juckreiz?
- Kratzspuren und Hautwunden?
- Woher?
- Sonstige?

Ressourcen

- Pat. ist krankheitseinsichtig
- Pat. kennt Verbreitungswege und Quellen
- Pat. hat sauberes und hygienisches Umfeld
- Pat. ist orientiert
- Selbstständige Haarpflege, ggf. gemeinsam mit Familie/Angehörigen möglich
- Sonstige

Ziele festlegen

- Pat. ist frei von Läusen
- Pat. hat die Läuse nicht übertragen
- Pat. hat keinen Juckreiz
- Sekundärinfektion ist vermieden

Maßnahmen planen

- Lokale Anwendung von Medikamenten nach Anordnung
- Nach jedem Behandlungsdurchgang Kleidung und Wäsche wechseln, bei 60 °C waschen, danach möglichst im Trockner trocknen oder bügeln
- Lösen der abgetöteten Nissen mit Essigwasser (1 Esslöffel auf 1 l Wasser)
- Auskämmen der abgetöteten Nissen mit engzahnigem Kamm (Nissenkamm)
- Kontaktpersonen untersuchen und mitbehandeln
- Betroffene in Einzelzimmer unterbringen, ggf. Isolierung
- Bei Kontakt Schutzkittel und Handschuhe tragen
- Achtung Infektionsschutzgesetz: keine Besuche in Gemeinschaftsunterkünften

Ergebnisse prüfen

- Haare
- Haut
- Kleidung
- Wohlbefinden
- Krankheitsverständnis, Compliance

Leberzirrhose

Irreversible Zerstörung der Leberläppchenstruktur mit knotigem Umbau; weiterführende Stichworte: ➤ *Abhängigkeit, Appetitlosigkeit, Bauchschmerzen, Diarrhö, Erbrechen, Flüssigkeitsbilanzierung, Gewichtsverlust, Hämaturie, Haut trockene, Hepatitis, Hypotonie, Ikterus, Infusion, Juckreiz, Mangelernährung, Nasenbluten, Obstipation, Obstipationsprophylaxe, Osteoporose, Schmerzen, Teerstuhl, Übelkeit, Venenkatheter zentraler*

Informationen sammeln

- Seit wann leidet Pat. unter Leberzirrhose?
- Ist Pat. zum 1. Mal mit der Diagnose im Krankenhaus?
- Ist Pat. in ärztlicher Behandlung? Art der Therapie? Was für Medikamente nimmt er ein?
- Kennt Pat. die Ursachen seiner Erkrankung?
- Kennt Pat. die Komplikationen und die Auswirkungen auf seine weitere Lebensweise?

Ursachen

- Alkoholabusus?
- Chronische Virushepatitis?
- Autoimmunhepatitis?
- Gallenwegserkrankungen?
- Herzerkrankungen?
- Stoffwechselerkrankungen?
- Arzneimittel (Nebenwirkungen)?
- Gifte?
- Sonstige?

Probleme

- Mattigkeit?
- Verminderte Leistungsfähigkeit?
- Druckgefühl und Schmerzen im Oberbauch?
- Ikterus?
- Juckreiz?
- Lackzunge?
- Mundwinkelrhagaden?
- Palmarerythem?
- Pergamenthaut?
- Caput medusae?
- Aszites?
- Milzvergrößerung?
- Ösophagusvarizen?
- Psychische Verstimmung?
- Hepatische Enzephalopathie?
  - Koordinationsstörungen?
  - Bewusstseinseintrübung?
  - Verlust der Orientierung?
- Hepatorenales Syndrom?
- Leberkoma?
- Gerinnungsstörungen?
  - Hämatome?
  - Petechien?
- Ausscheidung?
- Sonstige?

Ressourcen

- Pat. ist krankheitseinsichtig
- Pat. kennt und erkennt Komplikationen

- Ursache ist bekannt/behandelbar
- Lebensweise des Pat. ist gesund
- Guter AZ/EZ
- Intaktes soziales Umfeld
- Sonstige

Ziele festlegen

- Lebensstil des Pat. ist seiner Erkrankung angepasst, z. B. Ernährung, Alkoholabstinenz
- Pat. hat keine Ösophagusvarizenblutung
- Haut juckt nicht und Pat. fühlt sich wohl
- Pat. kennt Symptome (z. B. Blutung) und meldet sich

Maßnahmen planen

- Bei Bettlägerigkeit alle Prophylaxen
- Unterstützung bei tgl. Verrichtungen
- Vermeiden von Verletzungen (Gerinnungsstörungen)
- Sorgfältige Hautpflege
- Juckreiz stillen oder lindern
- Bei Aszites:
  - Lagerung mit angezogenen Beinen
  - eingeschränkte Flüssigkeitszufuhr
  - salzarme Kost
  - Flüssigkeitsbilanz
- Vollwertige Kost in vielen kleinen Mahlzeiten
- Bei Ösophagusvarizen:
  - Ggf. passierte Kost
  - Starkes Husten vermeiden
- Bei hepatischer Enzephalopathie eiweißarme Kost
- Alkoholabstinenz → Achtung, ggf. Entzugserscheinungen!
- Medikamente nach Anordnung
- Keine Leber belastenden Medikamente (keine Eigenmedikation durch Pat.!)
- Verständnis zeigen
- Auf regelmäßigen Stuhlgang achten
- Bei Hämorrhoiden für weichen Stuhlgang sorgen
- Bei Ansteckungsgefahr:
  - Separates Waschbecken
  - Separate Toilette
- Hygieneartikel des Pat. beschriften und gesondert aufbewahren
- Ggf. Einzelzimmer
- Pat. ggf. auf Infektionsstation verlegen
- Gesundheitsberatung bezüglich Lebensweise und Ernährung

Ergebnisse prüfen

- Allgemeinbefinden
- Bewusstseinslage
- Orientierung
- Vitalzeichen
- ZVD
- Haut
- Bauchumfang
- Gewicht
- Flüssigkeitsbilanz
- Stuhlgang
- Blutungszeichen
- Wohlbefinden
- Krankheitsverständnis, Compliance

Lymphödem

Chronisches Ödem infolge einer Beeinträchtigung des Lymphabflusses; weiterführende Stichworte: ➤ *Bewegungseinschränkung, Haut trockene, Ödem, Schmerzen, Sensibilitätsstörungen*

Informationen sammeln

- Seit wann besteht ein Lymphödem?
- Ist Pat. bereits in Behandlung?

Ursachen
- Angeboren, z. B. Lymphgefäßaplasie?
- Entzündung (Lymphangitis)?
- Narbige Veränderungen, z. B. Operationen?
- Tumoren?
- Erysipel?
- Zustand nach Operation (Mammakarzinom mit Entfernung der Lymphknoten)?
- Zustand nach Strahlentherapie?
- Sonstige?

Probleme
- Schwellung?
  - Delle nach Druck auf die Schwellung?
- Haut?
  - Kühl?
  - Blass?
- Spannungsgefühl?
- Schweregefühl?
- Bewegungseinschränkung?
- Brennen?
- Parästhesien?
- Schmerzen?
- Sonstige?

Ressourcen
- Pat. kann sich gut bewegen
- Es sind keine weiteren Erkrankungen bekannt
- Guter AZ/EZ
- Intaktes soziales Umfeld
- Sonstige

Ziele festlegen

- Schwellung ist rückläufig
- Pat. kennt vorbeugende Maßnahmen und wendet sie an
- Beweglichkeit ist gefördert oder wiederhergestellt
- Haut ist intakt und Hautturgor im Normalbereich
- Pat. hat Schmerzen von nicht mehr als 3/10 analog der Numerischen Rangskala

Maßnahmen planen

- Pflege entsprechend der Grunderkrankung
- Bewegungsübungen (frühzeitig nach Operation)
- Hochlagerung der betroffenen Extremität
- Manuelle Lymphdrainage

- Passive Bewegungsübungen
- Hautpflege
- Kompression durch Strümpfe, Handschuhe, Ärmel oder Verbände
- Information über Verhaltensregeln:
  - Keine einengende Kleidung
  - Kein Übereinanderschlagen der Beine
  - Kein langes Sitzen
  - Vermeiden von Temperaturextremen
  - Gleichmäßige, sanfte Bewegungen
  - Keine lang andauernden, monotonen Bewegungen oder Haltungen
  - Blutdruck nicht am betroffenen Arm messen
  - Vermeiden von Verletzungen: keine Blutentnahme am betroffenen Arm; Pat. sollte zukünftig bei Arbeiten mit Verletzungsgefahr, z. B. Gartenarbeit, Handschuhe tragen
- Beratungsgespräche über Ursachen und Risiken
- Medikament nach Anordnung
- Schmerzmanagement anwenden
- Kontakt zu Selbsthilfegruppen herstellen
- Angehörige einbeziehen
- Weitere Therapien mit Pat./im therapeutischen Team gemeinsam planen, z. B. Ergotherapie, Physiotherapie

Ergebnisse prüfen

- Haut
- Wohlbefinden
- Beweglichkeit
- Schmerzen
- Krankheitsverständnis/Compliance

Mangelernährung

Anhaltendes Defizit an Energie und Nährstoffe; weiterführende Stichworte: ➢ *Appetitlosigkeit, Bauchschmerzen, Demenz, Diarrhö, Erbrechen, Ernährungssonden, Gewichtsverlust, Hypoglykämie, Kachexie, Obstipation, Obstipationsprophylaxe, Ödem, Schluckstörungen, Schmerzen, Sondenernährung, Soor- und Parotitisprophylaxe, Übelkeit*

Informationen sammeln

- Seit wann besteht die Mangelernährung?

Ursachen

- Frühes Sättigungsgefühl?
- Suchtmittelabhängigkeit?
- Stress?
- Absorptionsstörungen?
- Gesteigerter Stoffwechsel?
- Medikamente, z. B. Antibiotika, Anti-Parkinson-Mittel, Antihistaminika, trizyklische Antidepressiva, Diuretika, Opiate, Sedativa, Zytostatika?
- Psychische Gründe, z. B. Isolation, Verlust von Ehepartner?
- Falsche Ernährung? Aus Unwissenheit? Aus Mangel an Möglichkeiten, z. B. Einkauf nicht möglich?
- Orientierung? Vergisst der Pat. zu essen?
- Schluckbeschwerden?
- Hungergefühl herabgesetzt?
- Sonstige?

Probleme

- Gewicht?
- Ernährungsgewohnheiten?
  - Was?
  - Wie viel?
  - Wie oft?
- Geschmacksempfinden?
- Schwäche und Erschöpfung?
- Muskeltonus?
- Haarausfall?
- Darmgeräusche?
- Bauchschmerzen?
- Diarrhö?
- Fettstühle?
- Blasse Schleimhäute?
- Wundheilungsstörung?
- Infektanfälligkeit?
- Dekubitus?
- Bewusstsein?
- Ödeme?
- Sonstige?

Ressourcen

- Pat./seine Angehörigen wissen um gesunde Ernährung und Möglichkeiten
- Pat. hat Appetit/Freude am Essen
- Ursache ist bekannt
- Mangelerscheinungen reversibel
- Pat. ist orientiert
- Pat. äußert Wünsche
- Sonstige

Ziele festlegen

- Pat. hat sein Gewicht gehalten oder zugenommen
- Pat. hat Normal- oder Wohlfühlgewicht
- Pat. hat keine Mangelerscheinungen
- Pat. hat eine stabile Abwehrlage
- Wunde ist abgeheilt
- Pat. fühlt sich wohl

Maßnahmen planen

- Ernährungsprotokoll anlegen
- Häufige, kleine Mahlzeiten
- Wunschkost bestellen
- Verträglichkeitsliste erstellen
- Vollwertige Ernährung
- Ernährungsberatung für Pat. und Angehörige
- Ggf. häusliche Hilfe zum Einkaufen und Kochen veranlassen
- Heiltees nach Anordnung
- Nach dem Essen Ruhepause
- Ggf. Nahrungsergänzungsmittel anbieten
- Logopädische Behandlung bei Schluckstörungen
- Weitere Therapien mit Pat./im therapeutischen Team gemeinsam planen, z. B. Ergotherapie, Physiotherapie
- Ggf. Psychotherapie
- Gedächtnistraining
- Medikamente nach Anordnung
- Ggf. Gespräch mit Pat. und Angehörigen über:
  - Nasale Sonden
  - PEG/PEJ
  - Parenterale Ernährung, z. B. über Portsystem

Ergebnisse prüfen

- Appetit
- Gewicht
- Laborwerte
- Stuhlgang
- Haut
- Wohlbefinden
- Krankheitsverständnis, Compliance

MRSA

Methicillin-resistenter Staphylococcus aureus; nicht auf die gängigen Antibiotika ansprechender Bakterienstamm; weiterführende Stichworte:
➤ *Angst, Fieber, Harnwegsinfektion, Immundefekt, Mykose, Wunde chronische*

Informationen sammeln

- Seit wann ist die Infektion bekannt?
- Besteht Ansteckungsgefahr?
- Ist die Immunabwehr des Pat. geschwächt?
- Wo ist die Infektion lokalisiert, welches Organ?

Probleme
- Haut?
- Lunge?
- Blase?
- Wunde?
- Nase?
- Rachen?
- Eiter?
- Puls?
- Temperatur?
- Besiedelung?
- Infektion?
- Sonstige?

Ressourcen
- Immunabwehr ist nicht geschwächt
- Guter AZ/EZ
- Keine weiteren Erkrankungen sind bekannt
- Sonstige

Ziele festlegen

- Abheilung der Infektion
- Ausbreitung der Infektion ist verhindert
- Pat. ist informiert und akzeptiert die Maßnahmen
- Pat. ist keimfrei (MRSA ist saniert)
- Wunde ist abgeheilt

Maßnahmen planen

- Isolation: Einzelzimmer mit Nasszelle
- Pat. und Angehörigen erklären, warum die Isolation notwendig ist
- Möglichst keinen Patiententransport innerhalb des Krankenhauses, wenn doch, ggf. Mundschutz oder z. B. Wunden abgedeckt halten
- Kontakte zu Mitpatienten vermeiden
- Strenge Hygieneregeln:
  - Regelmäßige hygienische Händedesinfektion
  - Schutzkittel
  - Handschuhe
  - Mundschutz
- Tgl. Flächendesinfektion
- Dekontamination nach Hygieneplan (Standard): Haut und Haare des Pat. an 3 aufeinanderfolgenden Tagen mit spe-

ziellen Präparaten waschen. Bereits gewaschene Körperpartien sollen nicht mit benutzter Wäsche und noch nicht behandelten Köperteilen in Kontakt kommen. Anschließend Wäsche wechseln

- Medikamente nach Anordnung
- Pflegeutensilien, Blutdruckmanschette, Stethoskop, Gebrauchsgegenstände im Zimmer belassen
- Wäsche noch im Zimmer in Wäschesack entsorgen, Sack verschließen
- Möglichst selten und von möglichst wenigen Personen das Zimmer betreten lassen
- Bei Pflegetätigkeiten: sich Zeit nehmen, auf Pat. und seine psychische Situation eingehen
- Visite des Pat. als letztes durchführen
- Esstablett erst kurz vor dem Abtransport des Wagens aus dem Zimmer holen, in gesonderter Box verstauen
- Abstriche nach ärztlicher Anordnung, ggf. Umgebungsuntersuchung
- Personal auf MRSA testen, Infizierte behandeln
- Schlussdesinfektion

Ergebnisse prüfen

- Haut
- Abstriche
- Vitalzeichen
- Wohlbefinden
- Krankheitsverständnis, Compliance

Multiple Sklerose

Chronisch-entzündliche Erkrankung des Zentralen Nervensystems; syn. Encephalomyelitis disseminata; weiterführende Stichworte: ➤ Bewegungseinschränkung, Blasenkatheter, Harnverhalt, Immobilität, Lähmung, Schmerzen, Sehstörungen, Sprachstörungen, Sprechstörungen, Sturzprophylaxe, Tremor

Informationen sammeln

- Seit wann ist die Erkrankung bekannt?
- Wie wird die Erkrankung behandelt? Welche Medikamente nimmt Pat.?
- Welche Therapien, z. B. Physiotherapie und Ergotherapie, besucht Pat.?
- Wie verläuft die Erkrankung des Pat.?
  - Wann treten Schübe auf?
  - Kündigen sich die Schübe an?
  - Wenn ja, wie?
- Was hilft dem Pat. während der Schübe?
- Welche Hilfsmittel verwendet Pat.?
- Spricht der Pat. offen über seine Erkrankung oder ist sie ihm sehr unangenehm?

Probleme

- Rasche Ermüdung?
- Sehstörungen?
  - Trübes Sehen?
  - Doppelbilder?
- Gesichtsschmerzen?
- Empfindungsstörungen?
- Sprechstörungen?
- Ataxie?
- Intentionstremor?
- Koordinationsstörungen?
- Gangstörungen?
- Spastische Lähmungen an den Beinen?
- Schmerzen?
- Sexuelle Probleme?
- Blasenentleerungsstörungen?
- Darmentleerungsstörungen?
- Bettlägerigkeit?
- Psychische Veränderungen?
  - Euphorie?
  - Depression?
- Verlauf?
  - Schubweise?
  - Chronisch-progredient: kontinuierliche Verschlechterung der Symptome?
- Sonstige?

Ressourcen

- Pat. ist mobil oder kann sich mit Einschränkungen selbst bewegen
- Pat. verwendet Hilfsmittel
- Pat. hat sich (in Teilen) Selbstständigkeit erhalten
- Familie und Angehörige des Pat. kennen die Erkrankung und unterstützen ihn
- Schübe sind wieder rückläufig
- Guter AZ/EZ
- Sonstige

Ziele festlegen

- Selbstständigkeit des Pat. bleibt erhalten, er führt tgl. Verrichtungen so weit wie möglich selber aus
- Pat. akzeptiert Hilfe
- Pat. ist über die Krankheit informiert
- Pat. erleidet keine Komplikationen durch Immobilität
- Pat. hat Schmerzen von nicht mehr als 3/10 analog der Numerischen Rangskala
- Haut bleibt intakt

Maßnahmen planen

- Gemeinsam mit Physiotherapie, Ergotherapie, Ärzten und anderen Therapeuten Pflege-, Bewegungs- und Therapieplan aufstellen, gemeinsam Ziele setzen
- Bewegungsübungen, Pat. zur Durchführung motivieren
- Umgebung zur Förderung der Beweglichkeit gestalten
- Aktivierende Pflege
- Ruhepausen einhalten
- Übermäßige Wärme vermeiden
- Für ausreichend Schlaf sorgen
- Beratung über geeignete Hilfsmittel
- Beratung zur Anschaffung leicht handhabbarer Kleidung
- Völlige Bettlägerigkeit vermeiden
- Bei Bettlägerigkeit:
  - Alle Prophylaxen
  - Bobath-Lagerung
- Anleitung zum Umgang mit einschießender Spastik
- Toilettentraining
- Blasenklopftraining
- Informieren über Inkontinenzhilfen
- Gesprächsbereitschaft signalisieren
- Gespräche über Befinden und Bedürfnisse
- Für Unterhaltung sorgen, z. B. Bücher, Fernsehen
- Berufstätigkeit und Hobbys fördern, ohne den Pat. zu überfordern
- Auf Selbsthilfegruppen hinweisen; Kontaktdaten vermitteln, z. B. Deutsche Multiple Sklerose Gesellschaft (DMSG)
- Angehörige einbeziehen und anleiten
- Medikamente nach Anordnung
- Ggf. Umschulung

Ergebnisse prüfen

- Beweglichkeit
- Haut
- Wohlbefinden
- Spastik
- Schmerzen
- Krankheitsverständnis, Compliance

Mykose

Infektionen durch Pilze; syn. Pilzerkrankung; weiterführende Stichworte: ➤ *Bauchschmerzen, Blähungen, Diabetes mellitus, Fieber, Haut trockene, HIV-Infektion, Intertrigo, Intertrigoprophylaxe, Juckreiz, Reizdarmsyndrom, Schluckstörungen, Schwitzen übermäßiges, Soor*

Informationen sammeln

- Seit wann besteht Mykose?
- War Pat. bereits in ärztlicher Behandlung oder behandelt Pat. sich selbst? Wenn ja, wie?
- Hat Pat. regelmäßig Mykosen?

Probleme
- Wo lokalisiert?
- Juckreiz?
- Kleine Pusteln?
- Rhagaden?
- Ausdehnung?
- Rötung?
- Schmerzen beim Schlucken (Speiseröhrensoor)?
- Reizhusten?
- Ausfluss?
- Schmerzen beim Wasserlassen?
- Häufiger Harndrang?
- Schmerzen in der Nierengegend?
- Diarrhö?
- Blutungen?
- Hornhautverdickung am Fuß?
- Wachstumsstörungen der Nägel?
- Verfärbte und verdickte Nägel?
- Sepsiszeichen?
- Fieber?
- Sonstige?

Ressourcen
- Mykose ist lokal begrenzt
- Pat. kann sich selbst versorgen
- Hygienische Standards sind gewährleistet
- Guter AZ/EZ
- Außer Mykose: guter Zustand der Haut und Schleimhäute
- Sonstige

Ziele festlegen

- Die Haut ist frei von Krankheitserregern
- Die Pilzinfektion breitet sich nicht aus
- Pat. fühlt sich wohl
- Haut juckt nicht
- Haut ist intakt
- Reinfektion wird vermieden

Maßnahmen planen

- Sorgfältige Körperpflege
- Pilzbefallene Stellen immer zuletzt waschen
- Haut trocken halten
- Mundpflege bei Soor:
  - Viel zu trinken anbieten
  - Speichelfluss anregen
- Wenig Zucker
- Medikamente nach Anordnung

- Hygieneregeln einhalten
- Bei Befall der Sexualorgane ggf. Partner informieren
- Immunsystem stärken
- Ballaststoffreiche, vitaminreiche Kost
- Pat. darf bis zum Abklingen der Pilzinfektion keine öffentlichen Bäder besuchen

Ergebnisse prüfen

- Haut
- Schleimhäute
- Wohlbefinden
- Juckreiz
- Begleiterkrankungen
- Krankheitsverständnis/Compliance

Nasenbluten

Blutung aus der Nase; syn. Epistaxis; weiterführende Stichworte: ➤ *Anämie, Antikoagulantien (Einnahme), Erbrechen, Hämatemesis, Sinusitis, Teerstuhl, Übelkeit*

Informationen sammeln

- Seit wann besteht Nasenbluten?
- Ist die Ursache bekannt?
- Hat Pat. erstmalig oder häufiger Nasenbluten?
- Wie lange dauert die Blutung an?

Ursachen
- Trauma?
  - Nasebohren oder heftiges Schnäuzen?
  - Frakturen?
  - Fremdkörper?
- Rhinitis sicca?
- Grippaler Infekt?
- Hypertonie?
- Sind Störungen der Blutgerinnung bekannt?
- Antikoagulantientherapie?
- Tumoren?

Probleme
- Stärke der Blutung?
- Blutungsdauer?
- Kaltschweißigkeit?
- Vitalzeichen?
- Übelkeit?
- Schwindel?
- Schmerzen?

Ressourcen
- Es liegt keine starke Blutung vor
- Pat. kann erste Maßnahmen zur Blutstillung selbstständig durchführen
- Ursache ist bekannt
- Pat. hat keine Begleiterkrankungen
- Guter AZ/EZ
- Sonstige

Ziele festlegen

- Die Blutung ist gestillt
- Aspiration ist vermieden bzw. frühzeitig erkannt worden
- Pat. kennt erste Maßnahmen zur Blutstillung

Maßnahmen planen

- Kleidung des Pat. schützen
- Pat. aufrecht, mit leicht nach vorn gebeugtem Oberkörper hinsetzen oder seitlich lagern
- Blutstillung:
  - Pat. dazu anhalten, die Nasenflügel fest zusammenzudrücken
  - Eiskompresse in den Nacken legen
  - Arzt benachrichtigen

  - Bei anhaltender Blutung ggf. Vorbereitung, Assistenz und Nachsorge bei Anlage einer Nasentamponade/Ballonkatheter
- Blutdruck und Puls kontrollieren

> Pat. soll bei Nasenbluten den Kopf nicht in den Nacken legen → Aspirationsgefahr.

Ergebnisse prüfen

- Nasenschleimhaut
- Vitalzeichen
- Wohlbefinden
- Krankheitsverständnis/Compliance

Neurodermitis

Chronisch-rezidivierende, entzündliche Hauterkrankung; weiterführende Stichworte: ➤ *Ekzem, Haut trockene, Infektion lokale, Juckreiz*

Informationen sammeln

- Seit wann ist Neurodermitis diagnostiziert?
- Wie wird diese behandelt? Ist es die erste Therapieform? Ist die Therapie wirkungsvoll?
- Was verschlimmert die Krankheit, z. B. Nahrungsmittel, Kleidung, Pflegemittel, psychische Faktoren?
- Ist Neurodermitis in der Familie verbreitet?

Probleme

- Welche Hautpartien sind betroffen?
- Trockene Haut?
- Juckreiz?
- Rötung?
- Feuchte Läsionen?
- Schuppung?
- Schuppen in den Haaren?
- Haarausfall?
- Krustenbildung?
- Neigung zu Ekzemen?
- Nahrungsmittelallergien?
- Unverträglichkeit bestimmter Textilien, z. B. Wolle?
- Schmerzen?
- Trockenes Auge?
- Bindehautreizung?
- Rhagaden?
- Trockene Lippen?
- Kratzspuren?
- Superinfektion?
- Psychische Beeinträchtigung aufgrund der Erkrankung?
- Sonstige?

Ressourcen

- Pat. kennt symptomlindernde Therapien
- Pat. kennt Dinge, die er nicht verträgt
- Guter AZ/EZ
- Pat. ist selbstständig, versorgt sich selbst
- Familie ist informiert, kennt die Erkrankung und assistiert bei der Therapie
- Sonstige

Ziele festlegen

- Haut ist intakt
- Pat. fühlt sich wohl, leidet nicht unter Juckreiz
- Pat. kennt Maßnahmen zur Kompensation der Symptome und wendet sie an
- Infektionen vermeiden

Maßnahmen planen

- Pat. ggf. über die Zusammenhänge der Erkrankung mit Ernährung, Kleidung, psychischen Faktoren und Pflegemitteln aufklären und ihn dazu ermuntern, auf diese Zusammenhänge zu achten, z. B. ein Symptomtagebuch zu erstellen

- Sorgfältige Hautpflege
- Individuell verträgliches Reinigungs- und Hautpflegemittel austesten
- Medikamente nach Anordnung
- Keine Alkoholumschläge oder Gel
- Häufiges Duschen oder Baden unter Verwendung alkalischer Seifen vermeiden, keine Schaumbäder
- Möglichst nicht in chlorhaltigem Wasser schwimmen
- Ernährungsumstellung bei Nahrungsmittelunverträglichkeiten
- Zum Tragen luftiger, kühlender Textilien raten, insbesondere Baumwolle
- Raumluft befeuchten
- Raumtemperatur niedrig halten
- Nachts in ungeheizten Räumen schlafen, nur leichte Bettwäsche
- Zu Bewegung in frischer Luft raten
- Ggf. psychologische Betreuung
- Selbsthilfegruppen empfehlen

Ergebnisse prüfen

- Haut
- Wohlbefinden
- Temperatur
- Krankheitsverständnis, Compliance

Nykturie

Vermehrtes nächtliches Wasserlassen; weiterführende Stichworte: ➢ Enuresis nocturno, Flüssigkeitsbilanzierung, Harninkontinenz, Harnwegsinfektion, Herzinsuffizienz, Infusion, Kontinenzförderung, Schlafstörungen, Sturzprophylaxe, Zystitis

Informationen sammeln

- Seit wann besteht Nykturie?
- War Pat. bereits in ärztlicher Behandlung?
- Wie oft muss Pat. nachts zur Toilette?

Ursachen

- Diuretikaeinnahme am Abend?
- Vermehrte Flüssigkeitsaufnahme am Abend?
- Herzinsuffizienz?
- Niereninsuffizienz?
- Harnwegsinfekt?
- Harninkontinenz?
- Sonstige?

Probleme

- Urin?
  - Menge?
  - Häufigkeit?
  - Farbe?
- Miktion?
  - Erschwert?
  - Schmerzhaft?
- Durstgefühl?
- Pruritus (Juckreiz)?
- Hautfarbe?
- Ödeme?
- Blutdruck?
- Blasenschwäche, Inkontinenz?
- Wahrnehmung der Blasenfüllung?
- Bewusstseinslage?
- Orientierung?
- Sturzgefahr?
- Beweglichkeit?
- Sonstige?

Ressourcen

- Pat. kann selbstständig zur Toilette gehen
- Pat. schläft nach Toilettengang wieder ein
- Pat. ist orientiert
- Sonstige

Ziele festlegen

- Folgekomplikationen sind verhindert (Sturz)
- Pat. fühlt sich wohl und ausgeschlafen

Maßnahmen planen

- Miktionsprotokoll
- Ggf. Pat. dazu raten, abends wenig zu trinken
- Diuretikagabe nicht nach 16 Uhr

- Ggf. Hilfe beim Aufstehen in der Nacht oder Toilettenstuhl neben das Bett stellen
- Medikamente nach Anordnung
- Ggf. Flüssigkeitsbilanz
- Kontinenztraining, z. B. Beckenbodentraining
- Geeignete Inkontinenzhilfsmittel auswählen

Ergebnisse prüfen

- Schlaf
- Flüssigkeitsbilanz
- Vitalzeichen
- Wohlbefinden
- Krankheits-/Symptomverständnis, Compliance

Obstipation

Weniger als drei Stuhlentleerungen pro Woche; syn. Verstopfung; weiterführende Stichworte: ➤ *Adipositas, Appetitlosigkeit, Bauchschmerzen, Flüssigkeitsbilanzierung, Immobilität, Multiple Skerose, Obstipationsprophylaxe, Parkinsonsyndrom, Schmerzen, Übelkeit*

Informationen sammeln

- Seit wann bestehen Symptome?
- Wie zeigen sich die Symptome?
- Wie oft hat Pat. zu Hause Stuhlgang?
- Wenn ja, was unternimmt Pat. normalerweise dagegen?

Ursachen

- Trinkmenge?
- Fieber?
- Wenig Bewegung?
- Adipositas?
- Erkrankungen des Darms?
- Lähmungen?
- Multiple Sklerose?
- Zustand nach Operation?
- Ballaststoffarme Ernährung?
- Stress?
- Missbrauch von Abführmitteln?
- Depression?
- Medikamente (Nebenwirkungen)?
- Zustand des Gebisses?
- Sonstige?

Probleme

- Stuhl?
  - Menge?
  - Häufigkeit?
  - Konsistenz?
  - Farbe?
  - Blutspuren?
- Belegte Zunge?
- Völlegefühl?
- Übelkeit?
- Blähungen?
- Appetitlosigkeit?
- Schmerzen beim Stuhlgang?
- Scham?
- Sonstige?

Ressourcen

- Pat. hat zu Hause regelmäßig Stuhlgang
- Pat. ernährt sich ausgewogen und ballaststoffreich
- Pat. kennt Strategien gegen Obstipation
- Guter AZ/EZ
- Keine zusätzlichen Erkrankungen

Ziele festlegen

- Pat. hat beschwerdefrei Stuhlgang
- Folgekomplikationen wie Hämorrhoiden und Ileus sind vermieden
- Der Pat. ist über obstipationsprophylaktische Maßnahmen informiert
- Pat. ernährt sich ballaststoffreich
- Pat. bewegt sich regelmäßig
- Pat. kennt Wirkung von Laxantien und kann deren Einsatz einschätzen

Maßnahmen planen

- Ausscheidungsprotokoll führen und Pat. darin unterweisen
- Arztanordnungen ausführen:
  - Klistier
  - Einlauf nach Anordnung
  - Medikamente (Laxantien)
- Stress und Hektik bei der Ausscheidung vermeiden
- Viel zu trinken anbieten (… Liter/Tag)
- Vor dem Frühstück ein Glas Wasser zu trinken geben
- Ballaststoffreiche Kost, evtl. Leinsamen, Haferkleie, viel Obst
- Pat. über richtige, ballaststoffreiche Ernährung aufklären
- Verdauungsfördernde Lebensmittel anbieten (Sauerkrautsaft, Trockenpflaumen, etc.)
- Stopfende Nahrungsmittel vermeiden (Schokolade, Bananen)
- Pat. zur Darmmassage anleiten und diese durchführen
- Pat. zu Bewegung und Spaziergängen raten
- Pat. auffordern, auf Stuhldrang zu achten und sofort zur Toilette zu gehen
- Individuelle Gewohnheiten und Rituale bei der Ausscheidung ermöglichen
- Geregelten Tagesablauf bzgl. der Mahlzeiteneinnahme einhalten
- Intimsphäre schützen

Ergebnisse prüfen

- Stuhlausscheidung
- Regelmäßigkeit des Stuhlgangs
- Ernährung
- Verständnis, Compliance

Obstipationsprophylaxe

Maßnahmen, die eine Verstopfung verhindern; weiterführende Stichworte: ➢ *Adipositas, Appetitlosigkeit, Bauchschmerzen, Flüssigkeitsbilanzierung, Immobilität, Multiple Skerose, Obstipation, Parkinsonsyndrom, Schmerzen, Übelkeit*

Informationen sammeln

Risikofaktoren für eine Obstipation
- Geringe Trinkmenge?
- Fieber?
- Wenig Bewegung?
- Adipositas?
- Erkrankungen des Darms?
- Lähmungen?
- Multiple Sklerose?
- Zustand nach Operation?
- Depression?
- Medikamente (Nebenwirkungen)?
- Zustand des Gebisses?
- Sonstige

Probleme
- Stuhl?
  - Menge?
  - Konsistenz?
  - Farbe?
  - Blutspuren?
- Völlegefühl?
- Übelkeit?
- Blähungen?
- Appetitlosigkeit?
- Schmerzen beim Stuhlgang?
- Sonstige?

Ressourcen
- Pat. trinkt ausreichend
- Pat. kann sich bewegen und ist dazu motiviert
- Pat. ist zur Ernährungsumstellung bereit
- Guter AZ/EZ
- Sonstige

Ziele festlegen

- Pat. hat weichen Stuhlgang
- Pat. hat regelmäßigen Stuhlgang
- Pat. kann beschwerdefrei Stuhlgang abgeben
- Pat. ernährt sich ballaststoffreich
- Pat. betreibt regelmäßig leichtes Ausdauertraining

Maßnahmen planen

- Stress und Hektik vermeiden
- Viel zu trinken anbieten
- Vor dem Frühstück ein Glas Wasser zu trinken geben
- Ballaststoffreiche Kost
- Verdauungsfördernde Nahrungsmittel anbieten, z. B. Joghurt, Salate, Gemüse, Dörrobst
- Vermeidung stopfender Nahrungsmittel, z. B. Schokolade, Bananen, Weißbrot, Kuchen, schwarzer Tee

- Pat. über richtige, ballaststoffreiche Ernährung aufklären
- Bauchmassage beim Waschen
- Pat. zur Bauchmassage anleiten
- Pat. zu Bewegung/Spaziergängen raten
- Pat. über Nebenwirkungen von Abführmitteln aufklären
- Beibehalten eines Tagesrhythmus, Darmtraining: Stuhldrang zur gewohnten Zeit
- Pat. auffordern, auf Stuhldrang zu achten und sofort zur Toilette zu gehen
- Intimsphäre schützen
- Medikamente nach Anordnung
- Ggf. Zähne sanieren lassen
- Prothese auf richtigen Sitz überprüfen

Ergebnisse prüfen

- Stuhl
- Ernährung
- Flüssigkeitsbilanz
- Bewegung
- Wohlbefinden
- Verständnis, Compliance

Ödem

Ansammlung wässriger Flüssigkeit im Gewebe; weiterführende Stichworte: ➢ Abhängigkeit, Blasenkatheter, Durchblutungsstörungen periphere venöse, Flüssigkeitsbilanzierung, Herzinsuffizienz, Infusion, Lymphödem, Mangelernährung, Thromboseprophylaxe

Informationen sammeln

- Seit wann hat Pat. Ödeme?
- Wo sind die Ödeme?
  - An beiden Beine?
  - An einem Bein oder einem Arm?
  - An den Augenlidern?
  - Aszites?
  - Am Rücken nach stundenlangem Liegen?
  - Generalisiert?
- Wird Pat. wegen seiner Ödeme behandelt, was hilft gegen seine Ödeme?

Ursachen

- Venöser Rückfluss geschwächt?
- Varizen?
- Herzinsuffizienz?
- Nephrotisches Syndrom?
- Leberzirrhose?
- Tumore?
- Lymphödem?
- Funktionsstörung der Schilddrüse?
- Alkoholmissbrauch?
- Verminderte Harnausscheidung?
- Sonstige?

Probleme

- Gewichtszunahme?
- Verquollenes Gesicht?
- Infektionszeichen?
  - Rötung des Ödems?
  - Druckschmerz?
- Nykturie?
- Pulsfrequenz?
- Blutdruck?
- Sonstige?

Ressourcen

- Guter AZ/EZ
- Pat. ist mobil
- Pat. ist orientiert
- Pat. hat keine weiteren schweren Erkrankungen
- Sonstige

Ziele festlegen

- Ödeme sind ausgeschwemmt
- Hautturgor ist im Normalbereich
- Pat. hat im Akutstadium eine negative Flüssigkeitsbilanz (Ausfuhr übersteigt Einfuhr!)
- Pat ist kreislaufstabil
- Pat. betreibt regelmäßig leichtes Ausdauertraining

Maßnahmen planen

- Medikamente nach Anordnung
- Thromboseprophylaxe
- Bewegungsübungen

- Gewichtskontrolle
- Pat. zu Bewegungen motivieren
- Venen herzwärts ausstreichen
- Ggf. Kompressionstherapie (nach Anordnung)
- Pflege entsprechend der Grunderkrankung
- Ggf. Pat. bei tgl. Verrichtungen unterstützen
- Bei Knöchelödemen Beine leicht erhöht lagern
- Bei Bettlägerigkeit alle Prophylaxen
- Hautpflege
- Salzarme Diät
- Gespräche über:
  - Richtige Ernährung
  - Richtigen Zeitpunkt der Diuretikaeinnahme

Ergebnisse prüfen

- Gewicht
- Hautturgor
- Flüssigkeitsbilanz
- Vitalzeichen
- Krankheitsverständnis, Compliance

Osteoporose

Skeletterkrankung mit Verminderung der Knochenmasse und erhöhtem Frakturrisiko; syn. Knochenschwund; weiterführende Stichworte: ➢ *Abhängigkeit, Diabetes mellitus, Immobilität, Mangelernährung, Sturzprophylaxe*

Informationen sammeln

- Seit wann besteht Osteoporose?
- Gab es bereits Komplikationen?
- Risikofaktoren?
- Lebensstil des Pat.?
  - Gesunde, ausgewogene Ernährung?
  - Kalziumzufuhr?
  - Bewegung?
  - Kein Nikotin?

Ursachen

- Primäre Osteoporose?
- Sekundäre Osteoporose als Folge von:
  - Langzeitbehandlung mit Glukokortikoiden?
  - Diabetes mellitus?
  - Schilddrüsenüberfunktion?
  - Tumoren?
  - Bewegungsmangel?
  - Alkoholabusus?
  - Rauchen?
  - Mangelernährung?
- Sonstige?

Probleme

- Spontaner Knochenbruch?
- Häufige Knochenbrüche?
- Knochenschmerzen bei Belastung?
- Körperbildveränderungen (Witwenbuckel)?
- Sturzgefahr?
- Bewegungseinschränkung/Immobilität?
- Muskelschmerzen?
- Muskelverhärtung?
- Sonstige?

Ressourcen

- Pat. raucht nicht
- Pat. ist sportlich, bewegt sich gerne
- Pat. ernährt sich gesund, nimmt ausreichend Kalzium zu sich
- Pat. hat keine anderen Erkrankungen
- Guter AZ/EZ
- Sonstige

Ziele festlegen

- Pat. erleidet keine Knochenbrüche
- Vorhandene Brüche heilen komplikationslos
- Pat. ernährt sich gesund
- Pat. stärkt die Muskulatur durch Bewegung
- Mobilität bleibt erhalten/ist gefördert

Maßnahmen planen

- Pflege entsprechend der Grunderkrankung
- Bei Bettlägerigkeit alle Prophylaxen

- Weitere Therapien mit Pat./im therapeutischen Team gemeinsam planen, z. B. Ergotherapie, Physiotherapie
- Unterstützen der Physiotherapie durch isometrische Übungen
- Anleitung des Pat. zum rückenschonenden Aufstehen (en-bloc)
- Medikamente nach Anordnung
- Expertenstandard Sturzprophylaxe anwenden
- Schulung des Pat. zum selbstständigen Aufstehen nach einem Sturz
- Ggf. Toilettenstuhl neben das Bett stellen
- Pat. zu bewusstem Gehen raten
- Gespräche über:
  - Gesunde Ernährung mit ausreichend Vitamin D und Kalzium, wenig Fleisch und phosphathaltigen Lebensmitteln
  - Gefahr der Immobilität und deren Folgen (Teufelskreislauf)
  - Bedeutung von Bewegung
  - Gestaltung des Bettes: weiche Matratze auf harter Unterlage
  - Sitzmöbel: hohe Sitzfläche und Armlehnen
- Alkoholkarenz
- Nikotinkarenz
- Keine Cola trinken
- Keine schweren Lasten tragen
- Sportliche Aktivitäten ausprobieren, um ein Training für die Muskeln zu erreichen
- Ggf. Schmerzmittelgabe
- Auf Selbsthilfegruppen hinweisen

Ergebnisse prüfen

- Schmerzen
- Beweglichkeit
- Haltung
- Wohlbefinden

Parkinsonsyndrom

Neurodegenerative Erkrankung; syn. Morbus Parkinson, Schüttellähmung; weiterführende Stichworte: ➤ *Appetitlosigkeit, Bewegungseinschränkung, Bewusstseinsveränderung/Bewusstlosigkeit, Depression, Gelenksteifigkeit, Immobilität, Kontraktur, Kontrakturenprophylaxe, Obstipation, Obstipationsprophylaxe, Lähmung, Schluckstörungen, Schwitzen übermäßiges, Sprechstörung, Sturzprophylaxe, Tremor*

Informationen sammeln

- Seit wann ist Parkinson diagnostiziert?
- Welche Medikamente nimmt Pat. ein? Helfen diese?
- Welche anderen Therapien wendet Pat. an? Helfen diese Therapien?
- Macht er regelmäßig gymnastische Übungen?
- Wie ist der Verlauf der Erkrankung?

Probleme

- Tremor?
- Rigor?
- Haltungsinstabilität?
- Minimale Mimik?
- Salbengesicht?
- Schluckstörungen?
- Vermehrter Speichelfluss?
- Minimale Gestik?
- Kleinschrittiger, schlurfender Gang?
- Kein Mitschwingen der Arme?
- Gebeugte Körperhaltung?
- Monotone Sprache?
- Artikulationsstörungen?
- Kleines Schriftbild?
- Erhöhte Muskelspannung?
- Schwierigkeiten beim Wasserlassen?
- Darmträgheit?
- Schweißausbrüche?
- Psychische Störungen:
  - Teilnahmslosigkeit?
  - Antriebsschwäche?
  - Reizbarkeit?
  - Depression?
- Sonstige?

Ressourcen

- Pat. kann sich gut alleine bewegen
- Pat. verwendet Hilfsmittel, z. B. Gehhilfen, und kommt damit zurecht
- Pat./seine Familie sind gut über Erkrankung informiert
- Sonstige

Ziele festlegen

- Pat. fühlt sich sicher
- Pat. und Angehörigen kennen die Bedeutung von tgl. Bewegungsübungen für den Verlauf der Erkrankung und führen diese konsequent durch
- Pat. und Angehörige verstehen den Sinn der Therapien
- Beweglichkeit und Selbstständigkeit werden so lange wie möglich erhalten

Maßnahmen planen

- Ggf. Medikamente vor der Mobilisation geben
- Zeitplan für Medikamente einhalten
- Therapien mit Pat. und Angehörigen im therapeutischen Team gemeinsam planen, z. B. Ergotherapie, Physiotherapie
- Medikamente nach Anordnung
- Ggf. Pat. bei tgl. Verrichtungen unterstützen
- Geeignete Hilfsmittel, z. B. hohe Tasse, Strohhalm, spezielles Essbesteck, einsetzen
- Stühle mit Armlehnen und erhöhter Sitzfläche
- Anleitung des Pat. und seiner Angehörigen zu Bewegungsübungen, auch für die Gesichtsmuskeln
- Sturzprophylaxe, bei Bettlägerigkeit alle Prophylaxen
- Blasentraining
- Toilettentraining
- Gehtraining
- Kommunikationstraining:
  - Schreibtraining, dabei auf Größe der Buchstaben achten
  - Sprechtraining
- Atemübungen zur Pneunomieprophylaxe bei flacher Atmung
- Pat. aufmuntern und motivieren
- Ruhepausen einlegen
- Nicht unter Zeitdruck setzen
- Pat. gedrucktes Informationsmaterial aushändigen
- Ernährung:
  - Pat. viel Zeit zum Essen lassen
  - Ausprobieren, was der Pat. essen kann, ohne sich zu verschlucken
  - Nach dem Essen Mundpflege durchführen (lassen)
  - Pat. ausreichend trinken lassen
  - Medikament L-Dopa nicht zu eiweißreicher Mahlzeit
- Auch kleine Erfolge positiv werten
- Nicht bevormunden
- Selbstvertrauen und Selbstwertgefühl stärken
- Ggf. Kontakt zu Selbsthilfegruppen herstellen
- Angehörige in die Pflege einbeziehen

Ergebnisse prüfen

- Beweglichkeit
- Haltung
- Gang
- Sprache
- Mimik
- Gestik
- Stimmung
- Haut
- Stuhl
- Urin
- Wohlbefinden
- Krankheitsverständnis, Compliance

Pneumonie

Entzündung des Lungengewebes; syn. Lungenentzündung; weiterführende Stichworte: ➤ *Aspirationsprophylaxe, Chronisch obstruktive Lungenerkrankung (COPD), Fieber, Grippe, Immobilität, Infusion, MRSA, Pneumonieprophylaxe, Schmerzen, Ventilationsstörungen*

Informationen sammeln

- Seit wann sind Symptome bekannt?
- Wie wird die Pneumonie behandelt?
- Sind schon häufiger Pneumonien aufgetreten?

Ursachen
- Infektion, welcher Erreger (z. B. Pneumo-, Streptokokken)?
- Aspiration chemischer Noxen, z. B. Magensaft?
- Erschwerende Faktoren:
  - Raucht der Pat. gewohnheitsmäßig?
  - Ist ein Lungentumor bekannt?
- Sonstige?

Probleme
- Temperatur?
- Schüttelfrost?
- Atmung?
  - Geräusch?
  - Tiefe?
  - Frequenz?
  - Rhythmus?
- Husten?
- Sputum?
  - Menge?
  - Beschaffenheit?
  - Beimengungen?
- Schmerzen beim Atmen?
- Atemnot?
- Zyanose?
- Pulsfrequenz?
- Blutdruck?
- Bewusstsein?
- Erschöpfung?
- Alter?
- Angst?
- Mundgeruch?
- Appetit?
- Sonstige?

Ressourcen
- Pat. hat keine Begleiterkrankungen
- Pat. raucht nicht
- Erreger ist bekannt und kann bekämpft werden
- Pat. kann selbstständig abhusten
- Pat. hat keine Schmerzen
- Sonstige

Ziele festlegen

- Pneumonie ist abgeheilt
- Körpertemperatur ist im Normbereich
- Pat. atmet mühelos
- Pat./Angehörige sind informiert
- Pat. hat Schmerzen von nicht mehr als 3/10 analog der Numerischen Rangskala

Maßnahmen planen

- Medikamente nach Anordnung
- Vitalzeichen-Kontrolle
- O_2-Sättigung messen
- Ggf. Bettruhe
- Atemerleichternde Lagerung
- Regelmäßiger Lagewechsel
- Alle Prophylaxen
- Pat. bei tgl. Verrichtungen unterstützen
- Frühmobilisation nach Stufenplan
- Ggf. fiebersenkende Maßnahmen
- Pat. viel zu trinken anbieten → Vorsicht bei bestehender Herz- und Niereninsuffizienz
- Schleimlösende Tees
- Rhythmische Einreibung
- Atemübungen
- Vibrationsbehandlung nach Anordnung
- Inhalationsbehandlung nach Anordnung
- Pat. zum richtigen Abhusten anleiten
- Pat. beim Sekretabhusten unterstützen
- Hygieneregeln beachten (Selbstschutz)
- Sputumbecher und Zellstoff in Patientennähe
- Ggf. Bronchialsekret absaugen
- Anfeuchten der Raumluft
- Zimmer gut lüften
- Zugluft vermeiden
- Leichte Kost
- Mundpflege

Bei Pat. mit Lungenemphysem kein Ausatmen gegen Widerstand üben. Keine Vibrationsbehandlung bei Pat. mit Schädel-Hirn-Trauma, Herzinfarkt, Lungenembolie, Phlebothrombose, erhöhter Blutungsneigung, Osteoporose, Frakturen und Tumoren besonders im Bereich Thorax, Abdomen und Wirbelsäule.

Ergebnisse prüfen

- Atmung
- Temperatur
- Vitalzeichen
- Appetit
- Flüssigkeitsbilanzierung
- Haut
- Schmerzen
- Wohlbefinden
- Krankheitsverständnis, Compliance

Pneumonieprophylaxe

Maßnahmen, die eine Entzündung des Lungengewebes verhindern; weiterführende Stichworte: ➤ Aspirationsprophylaxe, Chronisch obstruktive Lungenerkrankung (COPD), Dehydratationsprophylaxe, Fieber, Grippe, Immobilität, Infusion, MRSA, Pneumonie, Schmerzen, Ventilationsstörungen

Informationen sammeln

Risikofaktoren für eine Pneumonie

- Bettlägerigkeit?
- Immobilität?
- Flache Atmung?
- Schluckstörungen, Aspirationsgefahr?
- Schlechte Durchblutung?
- Rauchen?
- Passivrauchen?
- Lungenerkrankung? Früher?
- Herzerkrankung?
- Abwehrschwäche?
- Arbeit in einem lungengefährdenden Beruf?
- Sonstige?

Ressourcen

- Pat. kann tief ein- und ausatmen
- Pat. kann selbstständig abhusten
- Es liegen keine Atemwegserkrankungen vor
- Pat. hat keine Schmerzen
- Pat. hat keine Schluckstörungen
- Guter AZ/EZ
- Sonstige

Ziele festlegen

- Pat. atmet ungehindert, beschwerdefrei und hat keine Pneumonie
- Ausreichende Belüftung der Lungensegmente
- Pat. ist über das Pneumonierisiko informiert und kann prophylaktische Maßnahmen selbstständig (oder mit Unterstützung) durchführen

Maßnahmen planen

- Pflege entsprechend der Grunderkrankung
- Risikoeinschätzung, z. B. nach Bienstein-Atemskala
- Frühmobilisation
- Atemerleichternde Lagerung:
  - Oberkörperhochlagerung
  - Dehnlagerung
  - VATI-Lagerung
- Regelmäßiger Lagewechsel bei immobilen Pat.
- Aspirationsprophylaxe
- Dehydratationsprophylaxe
- Bei Risikopatienten Absauggerät bereithalten
- Mundpflege

- Anordnungen ausführen:
  - Medikamente
  - Vibrationsbehandlung
  - Inhalation
  - bei Schmerzen vor den Atemübungen Schmerzmittel
- Gespräche
- Pat. zum tiefen Atmen anleiten
- Pat. zum Abhusten anleiten
- Zimmer gut lüften
- Zugluft vermeiden
- Atemgymnastik:
  - Lippenbremse
  - Gähn- und Schnüffelatmung
  - Ausatmen mit dem VRP-Gerät
  - Atemtraining mit SMI-Trainer
  - Ausatmen mit dem RC-Cornet
- Einreibungen mit ätherischen Ölen → Vorsicht, evtl. Hautreizungen, Allergien (ggf. bei Asthma)
- Rhythmische Einreibungen
- Schleimlösende Tees
- Reichlich zu trinken anbieten → Vorsicht bei bestehender Herz- und Niereninsuffizienz

Bei Pat. mit Lungenemphysem kein Ausatmen gegen Widerstand üben. Keine Vibrationsbehandlung bei Pat. mit Schädel-Hirn-Trauma, Herzinfarkt, Lungenembolie, Phlebothrombose, erhöhter Blutungsneigung, Osteoporose, Frakturen und Tumoren besonders im Bereich Thorax, Abdomen und Wirbelsäule.

Ergebnisse prüfen

- Vitalzeichen
- Atmung
- Wohlbefinden
- Verständnis, Compliance

Polyurie

Ausscheidung von mehr als 3000 ml Urin in 24 Std.; weiterführende Stichworte: ➤ *Blasenkatheter, Dehydratation/Exsikkose, Dehydratationsprophylaxe, Diabetes mellitus, Enuresis nocturno, Flüssigkeitsbilanzierung, Harninkontinenz, Infusion, Kontinenzförderung, Nykturie, Schlafstörungen, Sturzprophylaxe*

Informationen sammeln

- Seit wann sind Symptome bekannt?

Ursachen
- Erhöhte Flüssigkeitsaufnahme?
- Erhöhter Blutdruck?
- Diabetes mellitus? Hyperglykämie?
- Nierenerkrankung?
- Hyperkalzämie?
- Einnahme Diuretika? Überdosierung?
- Alkohol?
- Sonstige?

Probleme
- Urin?
  - Menge?
  - Häufigkeit?
  - Farbe?
- Durstgefühl (Polydipsie)?
- Dehydratation? Hautturgor?
- Obstipation?
- Flüssigkeitsaufnahme?
- Herzerkrankungen?
- Schwäche?
- Puls?
- Blutdruck?
- Sturzgefahr?
- Thrombosegefahr?
- Gefahr des Coma diabeticum (hyperosmolares Koma?)
- Sonstige?

Ressourcen
- Pat. ist in der Lage, die ausgeschiedene Flüssigkeitsmenge durch Flüssigkeitszufuhr wieder auszugleichen
- Guter AZ/EZ
- Nierenfunktion ist intakt
- Pat. ist kontinent
- Pat. ist orientiert
- Pat. kann selbstständig die Toilette aufsuchen
- Sonstige

Ziele festlegen

- Urinmenge ist normalisiert
- Die Flüssigkeitsbilanz ist ausgeglichen
- Pat. nimmt ausreichend Flüssigkeit zu sich
- Pat. kann am sozialen Leben teilnehmen
- Pat. ist kontinent
- Pat. hat ausreichende Nachtruhe/Schlaf
- Folgekomplikationen sind verhindert

Maßnahmen planen

- Flüssigkeitsbilanz
- Vitalzeichenkontrolle
- Ggf. Medikamente nach Anordnung
- Thromboseprophylaxe
- Flüssigkeit entsprechend der Ausscheidung anbieten oder verabreichen
- Ggf. Toilettenstuhl ans Bett stellen
- Inkontinenzprodukte je nach Situation einsetzen
- Auf korrekte Intimhygiene achten
- Angehörige einbeziehen

Ergebnisse prüfen

- Wohlbefinden
- Flüssigkeitsbilanz
- Laborwerte
- Vitalzeichen
- Compliance

Refluxösophagitis

Entzündung der Schleimhaut der Speiseröhre infolge eines gastroösophagealen Refluxes; weiterführende Stichworte: ➢ *Anorexia nervosa, Appetitlosigkeit, Aspirationsprophylaxe, Erbrechen, Gastritis, Hämatemesis, Obstipationsprophylaxe, Schluckstörungen, Schmerzen, Übelkeit*

Informationen sammeln

- Seit wann klagt Pat. über Refluxösophagitis?
- Hat Pat. seine Lebensgewohnheiten umgestellt?
- Nimmt Pat. Medikamente gegen Sodbrennen ein?
- Lebensweise des Pat.:
  - Rauchen?
  - Fettreiche Ernährung?
  - Alkohol?

Ursachen
- Kardiainsuffizienz?
- Regelmäßiges Erbrechen?
- Adipositas?
- Kardia-Ca?
- Sonstige?

Probleme
- Sodbrennen?
- Saures Aufstoßen?
- Schmerzen?
- Husten?
- Blutungen?
- Sonstige?

Ressourcen
- Pat. ist orientiert
- Pat. raucht nicht
- Pat. trinkt keinen Alkohol
- Pat. kann mit erhöhtem Oberkörper schlafen
- Pat. hat keine Schmerzen
- Guter AZ/EZ
- Sonstige

Ziele festlegen

- Refluxösophagitis ist abgeheilt
- Maligne Entartung ist vermieden
- Pat. hat das Rauchen aufgegeben
- Pat. hat Alkoholkonsum drastisch reduziert oder ist abstinent
- Pat. hat Schmerzen von nicht mehr als 3/10 analog der Numerischen Rangskala

Maßnahmen planen

- Im Sitzen essen
- Pat. sollte sich nach den Mahlzeiten nicht hinlegen, sondern sich bewegen
- Mit erhöhtem Oberkörper schlafen
- Medikamente nach Anordnung
- Häufige, kleine Mahlzeiten

- Meiden von:
  - Kaffee
  - Alkohol
  - Kohlensäurehaltigen Getränken
  - Säurehaltigen Teesorten
  - Süßspeisen
  - Nikotin
  - Fett- und kohlehydratreicher Nahrung, besser ist eiweißreiche und fettarme
- Kaugummi nach dem Essen
- Pat. zur Gewichtsreduktion raten
- Pat. sollte beim Bücken in die Hocke gehen, nicht kopfüber
- Zu Kleidung raten, die nicht beengt
- Pat. zur Rauchentwöhnung raten
- Obstipationsprophylaxe

Ergebnisse prüfen

- Schmerzen
- Gewicht
- Wohlbefinden
- Krankheitsverständnis, Compliance

Reizdarmsyndrom

Häufige funktionelle Darmstörung ohne fassbare organische Ursache; syn. Colon irritabile, Reizkolon; weiterführende Stichworte: ➤ *Angst, Bauchschmerzen, Blähungen, Depression, Diarrhö, Obstipation, Obstipationsprophylaxe, Schmerzen*

Informationen sammeln

- Seit wann klagt Pat. über einen Reizdarm?
- Sind Ursachen bekannt?
- Wie ernährt sich der Pat.?
- Wie ist seine Lebensweise?
  - Regelmäßiger Tagesrhythmus?
  - Alkohol?
  - Rauchen?

Probleme

- Bauchschmerzen?
- Blähungen?
- Verstopfung?
- Diarrhö?
- Allgemeinbefinden?
- Angst?
- Alter?
- Psychische Beeinträchtigungen?
- Sonstige?

Ressourcen

- Pat. kennt Strategien gegen Symptome
- Pat. weiß, welche Speisen er verträgt und welche nicht
- Pat. kennt Entspannungstechniken
- Pat. ist orientiert
- Sonstige

Ziele festlegen

- Pat. fühlt sich wohl
- Pat. hat Schmerzen von nicht mehr als 3/10 analog der Numerischen Rangskala
- Pat. hat normale Stuhlfrequenz
- Pat. hat normale Stuhlkonsistenz
- Pat. hat keine Blähungen
- Pat. meldet sich bei Verschlechterung
- Pat. erhält ausreichend Nährstoffe
- Pat. verliert nicht an Gewicht

Maßnahmen planen

- Viele, kleine Mahlzeiten
- Ballaststoffreiche Kost
- Suche nach unverträglichen Nahrungsmitteln
- Meiden von unverträglichen Nahrungsmitteln
- Zu langsamem Essen und gründlichem Kauen raten
- Zu regelmäßiger Lebensweise raten
- Ggf. warme Bäder
- Körperliche Bewegung empfehlen
- Psychotherapeutische Beratung empfehlen
- Medikamente nach Anordnung
- Ernährungsberatung anbieten
- Kontakt zu Selbsthilfegruppen anbieten

Ergebnisse prüfen

- Schmerzen
- Stuhlgang
- Wohlbefinden
- Krankheitsverständnis, Compliance

Rheumatische Erkrankungen

Nicht-verletzungsbedingte Erkrankungen des Binde- und Stützapparates sowie Entzündungen des Bindegewebes oder der Gefäße; weiterführende Stichworte: ➢ Bewegungseinschränkung, Gelenksteifigkeit, Immobilität, Immundefekt, Kontrakturenprophyaxe, Schmerzen, Sehstörungen, Sensibilitätsstörungen, Sturzprophylaxe

Informationen sammeln

- Seit wann sind die Symptome bekannt?
- Welche Erkrankung ist diagnostiziert?
- Wie wird die rheumatische Erkrankung behandelt?
  - Welche Medikamente nimmt Pat. ein?
  - Welche anderen bzw. komplementären Therapien wendet Pat. an?
  - Kennt der Pat. Strategien gegen akute Beschwerden?
  - Wie viel Hilfe braucht der Pat.?
  - Verwendet der Pat. Hilfsmittel?
- Was weiß der Pat. über seine Krankheit?
- Wie ist die Lebensweise des Pat.?
- Wie zeigt sich die Erkrankung?
  - Welche Gelenke sind bewegungseingeschränkt?
  - Welche Gelenke sind deformiert?

Probleme
- Vorübergehende Beschwerden?
- Fortschreitende Beschwerden?
- Schubweiser Verlauf?
- Gelenkschmerzen?
- Anlaufschmerz?
- Belastungsschmerz?
- Ruheschmerz?
- Rheumaknoten?
- Sklerodermie?
- Atrophierte Muskeln?
- Kontrakturen?
- Schleimbeutelentzündung?
- Sehnen(scheiden)entzündung?
- Sind Augen, Haut oder andere Organe betroffen?
- Systemerkrankung?
- Appetitlosigkeit?
- Schwäche?
- Allgemeinbefinden?
- Alter?
- Gewicht?
- Sonstige?

Ressourcen
- Pat. kann sich gut bewegen
- Pat. ist schmerzfrei
- Pat. verwendet Hilfsmittel
- Pat. kennt Strategien gegen akute Beschwerden
- Sonstige

Ziele festlegen

- Pat. hat möglichst wenig Beschwerden und möglichst wenig Schmerzen
- Pat. bleibt selbstständig
- Pat. ist informiert und kennt alle Hilfsmittel und Unterstützungsmöglichkeiten

- Pat. hat Schmerzen von nicht mehr als 3/10 analog der Numerischen Rangskala

Maßnahmen planen

- Pflege entsprechend der Grunderkrankung
- Bei Bettlägerigkeit alle Prophylaxen
- Schmerzmanagement anwenden
- Medikamente nach Anordnung
- Beratung des Pat. zu angepassten Verhaltensweisen:
  - Wahl geeigneter technische Hilfsmittel
  - Bedeutung regelmäßiger physiotherapeutischer Übungen für den Erhalt der Beweglichkeit
  - Umgang mit Arzneimitteln
  - Soziale Hilfen
  - Wohnraumanpassung
  - Rheumapass
  - Selbsthilfegruppen
  - Schulungsprogramme
- Ggf. Hilfsmittel bereitstellen, z. B. Griffverlängerung und -verdickung am Essbesteck, elektrische Zahnbürste, Klettverschlüsse an der Kleidung
- Beweglichkeit:
  - Bei allen Pflegehandlungen die Beweglichkeit des Pat. fördern (aktivierende Pflege)
  - Lagerung zum Schlafen, ggf. auf speziell angefertigten Schienen
  - Kontrakturenprophylaxe
  - Passives Bewegen der Gelenke
  - Unterstützung physiotherapeutischer Übungen
  - Aktive Bewegungsübungen zur Stärkung der Muskulatur
  - Pat. zu aktiven Bewegungen motivieren
  - Gelenke vor besonderen Belastungen kühlen
  - Feste Schuhe mit rutschfester Sohle
- Kälte- und Wärmeanwendung je nach individueller Verträglichkeit
- Keine Wärme bei:
  - Akuter Arthritis
  - Durchblutungsstörungen
  - Schweren Herz-Kreislauf-Erkrankungen
- Keine Kälte bei:
  - Vaskulitis
  - Raynaud-Syndrom
- Sturzprophylaxe
- Vollwertkost, ggf. fleischfrei
- Ggf. Gewichtsreduktion
- Selbsthilfegruppen empfehlen
- Selbstwertgefühl stärken
- Informationsgespräche
- Pat. gedrucktes Informationsmaterial überreichen oder empfehlen
- Entspannungsübungen
- Hobbys in Zusammenarbeit mit der Physiotherapie empfehlen
- Sozialarbeiter benachrichtigen

Eingesteifte Gelenke nicht gewaltsam in die gewünschte Lage bringen.

Ergebnisse prüfen

- Beweglichkeit
- Wohlbefinden
- Gewicht
- Gelenke
- Krankheitsverständnis, Compliance
- Schmerzen

Schlafstörungen

Unvermögen, ein- oder durchzuschlafen; weiterführende Stichworte: ➢ *Angst, Depression, Schmerzen*

Informationen sammeln

- Seit wann leidet Pat. unter Schlafstörungen?
- War Pat. bereits in ärztlicher Behandlung?
- Wie lange schläft Pat. am Stück?
- Wie viel schläft Pat. insgesamt?
- Unter welchen Schlafstörungen leidet Pat.?
  - Akute? chronische?
  - Einschlafstörung? Durchschlafstörung? Frühes Erwachen?
  - Erhöhte Schlafneigung?
  - Störende oder krankhafte Begleitsymptome?
- Leidet Pat. zu Hause auch unter Schlafstörungen?
- Nimmt Pat. Schlafmittel?
- Welche Strategien hat Pat. entwickelt, um einschlafen zu können?

Ursachen

- Stress?
- Ängste?
- Schmerzen?
- Frieren?
- Husten?
- Völlegefühl?
- Blähungen?
- Schwitzen?
- Juckreiz?
- Herzerkrankungen?
- Atemwegserkrankungen?
- Medikamenteneinnahme?
- Schlafapnoesyndrom?
- Morbus Parkinson?
- Schilddrüsenüberfunktion?
- Psychiatrische Erkrankung?
- Jetlag?
- Gestörter Tag-Nacht-Rhythmus?
- Bewegungseinschränkung und schlechte Lagerung?
- Infusion?
- Gipsverband? Schiene?
- Zu viel Licht?
- Zu viele nächtliche Geräusche?
- Kontrollgänge?
- Schnarchende Bettnachbarn?
- Nykturie?
- Zu reichliches Essen?
- Nächtlicher Hunger durch zu frühes Abendessen?
- Kaffee oder Tee?
- Zu viel Alkohol?
- Sonstige?

Probleme

- Reizbarkeit?
- Teilnahmslosigkeit?
- Erschöpfungsgefühl?
- Konzentrationsstörungen?
- Wahrnehmungsstörungen?
- Wahnvorstellungen?
- Orientierung?

- Blutdruck? Puls?
- Temperatur?
- Beziehungs- und Partnerschaftsprobleme?
- Sonstige?

Ressourcen

- Pat. kennt Strategien zum Schlafen, z. B. Entspannungstechniken
- Ursache ist nur vorübergehend, z. B. Infusion
- Pat. ist orientiert
- Guter AZ/EZ
- Sonstige

Ziele festlegen

- Pat. fühlt sich wohl und schläft genug
- Pat. kennt schlaffördernde Maßnahmen
- Pat. kann am sozialen Leben teilnehmen
- Pat. hat Schmerzen von nicht mehr als 3/10 analog der Numerischen Rangskala

Maßnahmen planen

- Biografiegespräch über Schlafgewohnheiten, z. B. Einschlafseite/-lage
- Gespräche, um dem Pat. Sorgen und Angst zu nehmen
- Beratungsgespräche über:
  - Schlaffördernde Maßnahmen
  - Entspannungsmethoden
  - Tagesgestaltung
- Pat. von langem Mittagsschlaf abraten
- Pat. zu vermehrter Tagesaktivität raten
- Pat. soll Tagesaktivitäten nicht erst spät beenden
- Pat. abendlichen Spaziergang im Freien empfehlen
- Möglichst bequeme Lagerung bettlägeriger, bewegungseingeschränkter Pat.
- Zimmer lüften
- Je nach Patientenwunsch Zimmer abdunkeln oder Licht anlassen
- Ggf. das Bett umstellen
- Ohropax anbieten
- Reduzierung nächtlicher Pflegemaßnahmen
- Ggf. bei schnarchenden Bettnachbarn anderes Zimmer
- Leichtes Essen am Abend
- Genug Essen und nicht zu früh am Abend
- Kurz vor dem Schlafengehen ein warmes Getränk anbieten
- Ggf. für ausreichend Wärme sorgen
- Ggf. für Temperaturabsenkung des Zimmers in der Nacht sorgen
- Atemstimulierende Einreibung
- Warmes Vollbad
- Feucht-warme Bauchkompressen
- Kaltes Armbad
- Kaltes Abwaschen der Beine
- Wechselfußbad
- Medikamente nach Anordnung
- Ggf. Schmerzmanagement anwenden
- Ggf. auf Selbsthilfegruppen hinweisen

Ergebnisse prüfen

- Schlaftagebuch
- Vitalzeichen
- Schmerzen
- Bewusstseinslage
- Wohlbefinden
- Strategien, Compliance

Schluckstörungen

Störung der am Schluckakt beteiligten Strukturen; syn. Dysphagie; weiterführende Stichworte: ➢ *Appetitlosigkeit, Aspirationsprophylaxe, Dehydratation/Exsikkose, Dehydratationsprophylaxe, Fieber, Grippe, Ernährungssonden, Hemiparese/Hemiplegie, Multiple Sklerose, Parkinsonsyndrom, Schmerzen, Sondenernährung, Tracheostoma*

Informationen sammeln

- Seit wann bestehen die Symptome?
- War Pat. bereits in ärztlicher Behandlung?
- Wie sind die Ernährungsgewohnheiten des Pat.? Was kann er schlucken?
  - Flüssiges?
  - Breiförmiges?
- Wie wirken sich die Schluckstörungen aus?
  - Verschluckt Pat. sich?
  - Kann Pat. nicht hinunterschlucken?
- Wie ist der EZ des Pat.?

Ursachen

- Sitz der Zahnprothese?
- Bewusstseinseintrübung?
- Kurzatmigkeit?
- Eingeschränkte oder fehlende Zungenbeweglichkeit?
- Verzögerter oder fehlender Schluss des Kehlkopfdeckels?
- Mangelnde Beweglichkeit des Kehlkopfes?
- Obstruktionen des Ösophagus?
- Ösophagusatresie?
- Zustand nach Operation im Mund- und Rachenbereich?
- Zustand nach maschineller Beatmung?
- Neurologische Störung?
- Sonstige?

Probleme

- Schmerzen?
- Mattigkeit?
- Müdigkeit?
- Entzündungen im Mund- und Rachenbereich?
- Verletzungen im Mund- und Rachenbereich?
- Unkontrollierter Speichelfluss?
- Ansammlung von Speiseresten im Mund?
- Häufiges Verschlucken?
- Husten oder Würgen beim Essen?
- Ausbleiben von Husten und Würgreflex?
- Bisswunden in den Wangen?
- Rezidivierende Pneumonien?
- Heisere, belegte Stimme nach dem Essen?
- Gewichtsverlust?
- Nahrungsverweigerung aus Angst, sich zu verschlucken?
- Sonstige?

Ressourcen
- Pat. kann Nahrungsmittel breiiger Konsistenz problemlos schlucken
- Pat. hat Husten- und Würgereflex
- Guter AZ/EZ
- Ernährung ist durch therapeutische Maßnahmen sichergestellt, z. B. PEG-Sonde
- Pat. ist orientiert
- Sonstige

Ziele festlegen

- Pat. kann beschwerdefrei schlucken
- Pat. akzeptiert die erforderliche Unterstützung
- Pat. kann weiterhin oral Nahrung zu sich nehmen
- Pat. nimmt ca. … ml Flüssigkeit pro Tag zu sich: oral und/oder parenteral
- Pat. nimmt ausreichend Nahrung auf/wird ausreichend ernährt

Maßnahmen planen

- Gemeinsam mit Logopädie, Physiotherapie, Ergotherapie, Ärzten und anderen Therapeuten einen Pflege-, Bewegungs- und Therapieplan aufstellen, gemeinsam Ziele setzen
- Pflege entsprechend der Grunderkrankung
- Vor dem Essen Würge- und Hustenreflex prüfen
- Hilfsmittel einsetzen, z. B. Strohhalm beim Trinken
- Sitz der Zahnprothese prüfen, ggf. anpassen lassen
- Schlucktraining im Sitzen mit pürierter Kost
- Trinktraining im Sitzen mit dickflüssigen Getränken
- Keine milchigen Speisen
- Feste und flüssige Nahrung nicht mischen, z. B. Suppe mit Einlage
- Bei Nahrungsreichung nur wenig auf den Löffel nehmen
- Ggf. Flüssigkeit ebenfalls mit einem Löffel anreichen
- Pat. nach dem Essen noch ein halbe Std. aufrecht sitzen lassen
- Aspirationsprophylaxe
- Dehydratationsprophylaxe
- Flüssigkeit nach Anordnung andicken
- Kostaufbau nach Standard Logopädie
- Magensonde nach Anordnung legen
- Wahrnehmungsförderung, z. B. durch Basale Stimulation®
- Nahrungsprotokoll führen
- Flüssigkeits-Bilanzierung
- Ggf. Kontakt zu Selbsthilfegruppen herstellen

Ergebnisse prüfen

- Mund- und Rachenraum
- Schluckakt
- Atmung
- Sprache
- Temperatur
- Gewicht
- Bewusstseinslage
- Flüssigkeitsbilanz
- Wohlbefinden
- Krankheitsverständnis, Compliance

Schmerzen

Subjektive, unangenehm bis unerträglich wirkende Sinneswahrnehmung, die als akuter Schmerz den Charakter eines Warn- oder Leitsignals aufweist; weiterführende Stichworte: ➢ *Angst, Bauchschmerzen, Dysurie, Immobilität, Kopfschmerzen, Schlafstörungen, Wunde akute, Wunde chronische*

Informationen sammeln

- Seit wann klagt Pat. über Schmerzen?
- Wo lokalisiert Pat. die Schmerzen?
- Sind Ursachen bekannt, z. B. Operationen, Tumoren, Unfälle?
- Wie erlebt der Pat. die Schmerzen?
- Schmerzbedingte Probleme?

Schmerzeinschätzung

- Selbsteinschätzung:
  - Pat. äußert von sich aus Schmerzen?
  - Pat. gibt Schmerzen erst auf Nachfragen an?
- Fremdeinschätzung durch Beobachtung:
  - Stöhnen, Weinen, Schreien?
  - Nonverbale Schmerzäußerung?
  - Erhöhter Muskeltonus?
  - Zittern?
  - Grimassen?
  - Schonhaltung?
  - Abwehr?
  - Unruhe?
  - Aggression?
  - Schweiß?
  - Hilfsmittel zur Einschätzung (Skalen, Tagebuch, Beobachtungsinstrumente)?

Schmerzeinschätzungskriterien

- Lokalisation der Schmerzen?
  - Oberfläch?
  - Tief?
  - Viszeral?
- Ausstrahlung?
- Intensität?
- Chronisch?
- Akut?
- Periodisch wiederkehrend?
- Blitzartig?
- Art der Schmerzen?
  - Lokalisierbar?
  - Diffus?
  - Bohrend?
  - Stechend?
  - Klopfend?
  - Scharf?
  - Dumpf?
  - Brennend?
  - Ziehend?
  - Krampfartig?
  - Beklemmend?
  - Schneidend?
  - Reißend?
  - Hämmernd?
- Begleitsymptome?
  - Schwellung?
  - Rötung?
- Phantomschmerz?

- Wann treten die Schmerzen auf?
  - Tageszeit?
  - Nach einem bestimmten Ereignis?
  - Bei Ruhe?
  - Bei Bewegung?
  - Bei Belastung?
- Verstärkende oder lindernde Faktoren der Schmerzen?
- Auswirkungen auf das Alltagsleben?
- Verhalten des Pat.?

Strategien des Pat.

- Wodurch werden die Schmerzen verschlimmert?
  - Innere Anspannung?
  - Angst?
  - Sorge?
  - Depression?
  - Veränderte Zeitwahrnehmung?
  - Sonstige?
- Wodurch werden die Schmerzen erleichtert?
  - Medikamente?
  - Entspannungstechniken?
  - Lagewechsel?
  - Sonstige?

Welche Folgen haben die Schmerzen

- Appetitlosigkeit?
- Schlafstörungen?
- Verlangsamte Bewegung?
- Immobilität?
- Reizbarkeit?
- Sozialer Rückzug?
- Partnerschaftsprobleme?
- Arbeitsunfähigkeit?
- Arbeitslosigkeit?
- Teilnahmslosigkeit?
- Angst?
- Bewusstseinsstörung?
- Suizidgefahr?

Allgemeine Aspekte

- Blutdruck?
- Puls?
- Temperatur?
- Atmung?
- Gewichtsverlust?

> Zur Schmerzeinschätzung eine Schmerzskala verwenden (Achtung: Diese erfasst nur die Intensität, ermöglicht also keine vollständige Schmerzeinschätzung)! Eine Selbsteinschätzung von Schmerzen hat immer Vorrang vor der Fremdeinschätzung!

Ressourcen

- Pat. ist medikamentös gut eingestellt
- Pat. kennt alternative Strategien gegen Schmerzen, z. B. Lagerung, Atemtechnik, TCM
- Pat. kann die Schmerzen beschreiben oder definieren
- Guter AZ/EZ
- Sonstige

Ziele festlegen

- Pat. hat Schmerzen von nicht mehr als 3/10 analog der Numerischen Rangskala
- Pat. kennt schmerzauslösende Faktoren und meidet sie
- Pat. kennt Methoden der Schmerzlinderung und setzt sie ein
- Pat. kann nachts schlafen
- Pat. kann sich normal bewegen

Maßnahmen planen

- Pflege entsprechend der Grunderkrankung
- Ggf. bei tgl. Verrichtungen unterstützen
- Bei Bettlägerigkeit alle Prophylaxen
- Medikamentöse Schmerztherapie (auf Anordnung), wenn der Pat. Schmerzen von mehr als 3/10 analog der Numerischen Rangskala angibt
- Anwendung des Expertenstandard Schmerzmanagement in der Pflege
- Bedarfsmedikation (Anordnung) anregen, um bei Schmerzspitzen zeitnah eingreifen zu können
- Schmerzäußerungen des Pat. ernst nehmen
- Nonverbale Schmerzäußerungen beobachten:
  - Vokale Zeichen
  - Mimische Zeichen
  - Physische Zeichen
  - Verhaltenszeichen
- Ängste ernst nehmen, Angst abbauen
- Anleitung zur Anwendung von geeigneten Einschätzungsinstrumenten
- Schmerzintensität in Ruhe und bei Belastung auf einer Rangskala einschätzen (lassen) und in individuellen Abständen regelmäßig wiederholen
- Bei Pat. mit Hirnleistungsstörungen ECPA-Schmerzskala einsetzen

Pflegende bilden die Schnittstelle zwischen dem Pat. und den verschiedenen am Schmerzmanagement beteiligten Berufsgruppen und gewährleisten den Informationsfluss.

- Schmerzauslösende Reize vermeiden
- Schmerzhafte therapeutische und pflegerische Maßnahmen:
  - Identifizieren und auf Notwendigkeit überprüfen
  - Ggf. bündeln, so dass der Pat. längere Ruhepausen hat
  - Vorsichtig und möglichst schmerzarm durchführen
  - Mit rechtzeitiger Gabe eines Analgetikums
  - Auf ein vertretbares Minimum reduzieren
- Schmerzmittel nach Anordnung, zeitgenau geben
- Überprüfung der Wirksamkeit der Maßnahmen (zeitlich abhängig von der Wirkdauer des Medikamentes); Ziel ist die gleichbleibende Schmerzfreiheit
- Maßnahmen gegen unerwünschte Wirkungen der Schmerztherapie:
  - Information des Pat. über Wirkungen und Nebenwirkungen der Medikamente, ggf. Vorurteile beseitigen (Opiate)
  - Ggf. Maßnahmen gegen Übelkeit und Müdigkeit anbieten (Medikamente nach Arztanordnung)

- Nichtmedikamentöse Maßnahmen zur Schmerzlinderung anbieten und anleiten:
  - Beruhigende, leicht massierende Waschungen
  - Ggf. entspannende Bäder
  - Schmerzlindernde Lagerung oder Ruhigstellung
  - Ggf. Kälte- oder Wärmeanwendung
  - Ggf. Massagen
  - Pat. anleiten und über Schmerzbewältigungsstrategien informieren, z. B. Entspannungsübungen, Autogenes Training, Yoga, Musik, Phantasiereisen, gelenkte Imagination, Bibliotherapie, Beschäftigungen zur Ablenkung suchen
  - Ggf. zu komplementären Therapien raten: Akupunktur, Homöopathie, TCM, Elektrotherapie, Psychotherapie
- Auf Sammeln von Schmerzmitteln achten → Suizidgefahr
- Aktivitätstraining, um den bestehenden Spielraum zu erhalten oder wieder zu vergrößern

Plötzlich auftretende Schmerzen sind ein Alarmzeichen und müssen dokumentiert werden. Arzt informieren.

Ergebnisse prüfen

- Vitalzeichen
- Schmerzen
- Soziale Kontakte
- Wohlbefinden
- Krankheitsverständnis, Compliance

Schwerhörigkeit

Minderung des Hörvermögens; weiterführende Stichworte: ➤ Desorientiertheit/Orientierungstörung, Schwindel, Sprachstörungen, Sprechstörungen

Informationen sammeln

- Seit wann besteht die Schwerhörigkeit?
- War Pat. bereits in ärztlicher Behandlung?
- Wie schätzt Pat. seine Hörfähigkeit ein?
- Wie schätzt der Pflegende die Hörfähigkeit ein?
- Wie kommuniziert Pat.?
- Hat Pat. ein Hörgerät?
- Benutzt Pat. das Hörgerät? Wenn nicht: warum nicht?
- Hört Pat. gut, nimmt aber nicht an seiner Umwelt teil?

Ursachen
- Altersschwerhörigkeit?
- Neurologische Erkrankungen?
- Psychische Erkrankungen?
- Nebenwirkungen von Medikamenten?
- Infekte?
- Sonstige?

Probleme
- Keine Reaktion auf Ansprache?
- Verschwommenes und zu lautes Reden?
- Ist der Pat. der Umwelt gegenüber gleichgültig?
- Verminderte Sozialkontakte?
- Isolation?
- Ohrgeräusche (Tinnitus)?
- Gleichgewichtsstörungen?
- Reizbarkeit?
- Verlust von Lebensqualität?
- Vermeiden von Menschenansammlungen?
- Sonstige?

Ressourcen
- Pat. hört noch etwas
- Pat. ist motiviert, an seiner Umwelt teilzuhaben
- Pat. verwendet Hilfsmittel, z. B. Hörgerät, Kopfhörer zum Fernsehen
- Pat. schätzt seine Hörfähigkeit realistisch ein
- Die anderen Sinne des Pat. funktionieren gut, er ist orientiert
- Sonstige

Ziele festlegen

- Pat. kann seine Hörprobleme richtig einschätzen
- Pat. nimmt am sozialen Leben teil
- Pat. ist motiviert, an Lösungen mitzuarbeiten
- Pat. kennt die Hilfsmittel und beherrscht den Umgang damit
- Hörfähigkeit ist wiederhergestellt

Maßnahmen planen

- Pflege entsprechend der Grunderkrankung
- Ggf. bei tgl. Verrichtungen unterstützen
- Das gesamte Umfeld des Pat. über Hörstörungen informieren
- Pat. im Gespräch das Gesicht zuwenden, um Lippenbewegungen und Mimik ablesen zu lassen
- Langsam und in kurzen Sätzen mit deutlichen Lippenbewegungen sprechen
- Bei Nichtverstehen keine einzelnen Wörter wiederholen
- Kontakt zu Beginn des Gesprächs nonverbal herstellen
- Blickkontakt halten
- Weitere Kommunikationsmittel bereithalten, z. B. Schreibzeug
- Pat. ermutigen, sich zu äußern
- Pat. Informationsmaterial überlassen
- Ggf. Hörgerät empfehlen
- Ggf. Kontakt zum HNO-Arzt herstellen
- Ggf. Hilfestellung bei Einstellung und Wartung des Hörgeräts
- Bei Gleichgewichtsstörungen Balancetraining
- Hat Pat. ein Hörgerät, auf die Seite des Hörgeräts sprechen
- Angehörige einbeziehen
- Ggf. auf Selbsthilfegruppen hinweisen

Ergebnisse prüfen

- Kommunikationsvermögen
- Hörvermögen
- Wohlbefinden
- Krankheitsverständnis, Compliance

Schwindel

Gleichgewichtsstörung, bei der der Betroffene nicht vorhandene Scheinbewegungen empfindet; syn. Vertigo; weiterführende Stichworte:
➤ *Abhängigkeit, Anämie, Angst, Erbrechen, Hypoglykämie, Hypotonie, Infusion, Kopfschmerzen, Sturzprophylaxe, Übelkeit*

Informationen sammeln

- Seit wann liegt Schwindel vor?
- Wann tritt Schwindel auf?
- Wie macht er sich bemerkbar?
- War Pat. bereits bei einem Arzt? Wurde eine Diagnose gestellt?
- Hat Pat. Strategien, um mit dem Schwindel umzugehen? Wie geht der Schwindel wieder weg?

Ursachen
- Durchblutungsstörungen?
- Neurologische Erkrankungen?
- Morbus Menière?
- Psychische Ursachen, Stress?
- HNO-Erkrankung?
- Alkohol?
- Nebenwirkungen von Medikamenten?
- Zustand nach Schleudertrauma?
- Hypotonie?
- Blockade der HWS?
- Herzrhythmusstörung?
- Sonstige?

Probleme
- Nystagmus?
- Sturzneigung?
- Lagerungsschwindel?
- Glaubt Pat. zu sinken?
- Glaubt Pat. zu schweben?
- Fühlt sich Pat. wie in einem Karussell?
- Übelkeit?
- Erbrechen?
- Koordinationsstörungen?
- Ataxie?
- Kurze Attacken?
- Benommenheit?
- Bewusstseinsstörung?
- Sehstörungen?
- Puls?
- Blutdruck?
- Schwäche?
- Sturzgefahr?
- Sonstige?

Ressourcen
- Pat. kennt Strategien gegen Schwindel
- Keine weiteren Erkrankungen
- Pat. ist orientiert
- Sonstige

Ziele festlegen

- Pat. fühlt sich sicher und erhält die nötige Unterstützung
- Pat. ist unverletzt
- Pat. nimmt am sozialen Leben teil
- Pat. ist motiviert, an Lösungen mitzuarbeiten

Maßnahmen planen

- Pflege entsprechend der Grunderkrankung
- Ggf. bei tgl. Verrichtungen unterstützen
- Sturzprophylaxe
- Klingel und Lichtschalter in Reichweite
- Pat. bitten, vor dem Aufstehen zu klingeln und nicht alleine aufzustehen
- Wahrnehmungsfähigkeit trainieren
- Darauf achten, dass Pat. Brille und Hörgerät trägt
- Medikamente nach Anordnung
- Haltegriffe an den Wänden besonders in Toilette und Bad
- Stühle mit erhöhter Sitzfläche
- Überall für ausreichend Sitzmöglichkeiten sorgen
- Höhenverstellbares Bett nach Durchführung von Pflegemaßnahmen immer auf niedrigste Höhe einstellen
- Feste, gut sitzende Schuhe
- Möbel mit abgerundeten Ecken
- Bewegliche Möbel arretieren
- Keine wackligen Möbel dulden
- Zum Gebrauch von Hilfsmitteln anleiten
- Gute und blendungsfreie Beleuchtung in allen Räumen
- Bewegungsübungen
- Achtung bei der Mobilisation: ggf. Hilfe anbieten
- Kraft- und Balancetraining
- Vor dem Aufstehen und Hinstellen Bodenkontakt mit den Füßen herstellen
- Vitalzeichenkontrolle
- Angehörige einbeziehen
- Ggf. Kontakt zu Selbsthilfegruppen herstellen

Ergebnisse prüfen

- Vitalzeichen
- Wohlbefinden
- Haltung
- Gangbild
- Flüssigkeitsbilanz
- Krankheitsverständnis, Compliance

Schwitzen, übermäßiges

Generalisiert oder lokal auftretende übermäßige Schweißsekretion; syn. Hyperhydrose; weiterführende Stichworte: ➤ Abhängigkeit, Adipositas, Angst, Bauchschmerzen, Fieber, Flüssigkeitsbilanzierung, Grippe, Hypoglykämie, Schlafstörungen, Schmerzen

Informationen sammeln

- Wie erlebt der Pat. die Situation?

Ursachen
- Fieber?
- Bewegung?
- Adipositas?
- Diabetes?
- Schilddrüsenüberfunktion?
- Unerwünschte Arzneimittelwirkungen?
- Stress?
- Hormontherapie?
- Wechseljahre?
- Nächtlich, z. B. Tuberkulose (TBC)?
- Schmerzen?
- Raumtemperatur?
- Sonstige?

Probleme
- Beschaffenheit des Schweißes?
  - Kalt?
  - Klebrig?
- Menge?
- Geruch?
- Psychische Probleme?
- Soziale Probleme?
- Isolation?
- Dehydratation?
- Blutdruck?
- Dekubitus?
- Intertrigo
- Aufquellen der Haut?
- Puls?
- Temperatur?
- Sonstige?

Ressourcen
- Pat. ist selbstständig, kann sich ohne Hilfe waschen
- Problembewusstsein des Pat., angemessene hygienische Bedürfnisse
- Intaktes soziales Umfeld
- Pat. ist orientiert
- Sonstige

Ziele festlegen

- Pat. schwitzt weniger/kennt Strategien, um die Schweißsekretion zu reduzieren
- Pat. fühlt sich wohl
- Pat. kann am sozialen Leben teilnehmen
- Haut des Pat. ist intakt

Maßnahmen planen

- Pflege entsprechend der Grunderkrankung
- Ggf. bei tgl. Verrichtungen unterstützen
- Ganzkörperwaschungen mit stark verdünntem Salbeitee
- Ggf. Waschungen mit Essigwasser
- Regelmäßige und häufige Körperpflege
- Intertrigoprophylaxe
- Dehydratationsprophylaxe
- Bei Bettlägerigkeit alle Prophylaxen
- Vitalzeichenkontrolle
- Leichte Decke
- Pat. vor Zugluft schützen
- Pat. Waschlappen zum häufigen Abwischen des Schweißes geben
- Viel zu trinken anbieten
- Ggf. Ernährungsberatung anbieten
- Ggf. Kontakt zu Selbsthilfegruppen herstellen

Ergebnisse prüfen

- Haut
- Schweißmenge
- Flüssigkeitsbilanz
- Laborwerte
- Wohlbefinden
- Hygienische Bedürfnisse
- Krankheitsverständnis, Compliance

Sehstörungen

Einschränkung des Sehvermögens bis hin zur Blindheit; weiterführende Stichworte: ➤ *Desorientiertheit/Orientierungsstörung, Glaukom, Katarakt, Konjunktivitis, Schwindel, Sturzprophylaxe, Übelkeit*

Informationen sammeln

- Seit wann liegen Sehstörungen vor?
- Wie ausgeprägt sind die Sehstörungen?
- Haben die Sehstörungen langsam begonnen oder konnte Pat. plötzlich schlechter bzw. nicht sehen?
- Verwendet Pat. Hilfsmittel, z. B. Brille, Lupe zum Lesen?
- Wie orientiert sich Pat.?
- Wie beschäftigt sich Pat.?
- Wie schätzt der Pat seine Sehstörungen ein?

Ursachen

- Augenerkrankungen, z. B. Glaukom?
- Sehverlust aufgrund des Alters?
- Zustand nach Augenoperation?
- Fremdpartikel im Auge?
- Augenverletzungen?
- Herpes?
- Liegen lokale Entzündungen vor?
  - Am Lid?
  - An der Bindehaut?
  - An der Hornhaut?
  - Regenbogenhaut?
  - Im Auge?
- Sonstige?

Probleme

- Sehvermögen, z. B. am Fernseher?
- Lesevermögen, z. B. beim Zeitungslesen?
- Plötzlicher einseitiger Sehverlust?
- Plötzlicher beidseitiger Sehverlust?
- Erblindung für Sekunden oder Min.?
- Über langen Zeitraum entstehender Sehverlust?
- Gesichtsfeldverdunklung über Tage zunehmend?
- Ist das Auge gerötet?
- Ist das Auge geschwollen?
- Schmerzen beim Bewegen der Augen?
- Schläfenklopfschmerz?
- Augenschmerzen?
- Sonstige?

Ressourcen

- Pat. benutzt Sehhilfen, kommt mit ihnen gut zurecht
- Sehvermögen ist teilweise noch vorhanden
- Pat. findet sich in fremden Räumen gut zurecht
- Pat. kann Hilfe/Unterstützung annehmen
- Keine weiteren Sinne sind eingeschränkt
- Sonstige

Ziele festlegen

- Selbstständigkeit ist erhalten
- Pat. ist motiviert, an individuellen Lösungen mitzuarbeiten

- Pat. kann seine Sehbehinderung akzeptieren
- Pat. kennt Ursachen und Komplikationen
- Pat. kennt Hilfsmittel zur Bewältigung der Sehbehinderung und setzt diese ein
- Selbstwertgefühl des Pat. ist erhalten
- Pat. beherrscht den Umgang mit Augentropfen und -salbe

Maßnahmen planen

- Bei plötzlich auftretenden Sehstörungen Arzt benachrichtigen
- Vitalzeichenkontrolle
- Hygieneregeln beachten
- Augentropfen und Medikamente nach Anordnung
- Sehhilfen besorgen, z. B. Lupe, Brille
- Weitere Hilfsmittel besorgen, z. B. Blindenuhr, Großdruckbücher, Hörbücher
- Für ausreichende Beleuchtung sorgen
- Pat. immer ansprechen und den eigenen Namen nennen
- Expertenstandard Sturzprophylaxe anwenden
- Bei Blindheit:
  - Alle Personen, die an der Pflege und Behandlung beteiligt sind, über die Blindheit informieren
  - Blickkontakt ggf. durch Berührung ersetzen
  - Beim Waschen Anordnung der Utensilien erklären und nie ändern
  - Möglichst keine zerbrechlichen Gegenstände in der Nähe aufstellen
  - Gut sichtbare und ertastbare Kennzeichen an Türen, in Gängen und an bestimmten Stellen im Zimmer anbringen
  - Direkte Umgebung erklären und ertasten lassen
  - Wege einüben, z. B. zum Waschbecken, zur Toilette
  - Türen nie halb geöffnet stehen lassen
  - Keine Gegenstände auf dem Boden → Stolperfallen
  - Kleineren Gegenständen Platz zuordnen und nie an einen anderen Ort legen
  - Tisch möglichst freihalten
  - Nichts in der Umgebung verändern, ohne den Pat. darüber zu informieren
  - Pat. nie plötzlich allein lassen, ohne zu sagen, wo er sich im Raum befindet
  - Beschreibende Sprache verwenden
  - Verlauf akuter Sehstörungen dokumentieren
  - Ggf. Kontakt zu Selbsthilfegruppen herstellen

Ergebnisse prüfen

- Sehvermögen
- Vitalwerte
- Schmerzen
- Wohlbefinden
- Orientierung
- Krankheitsverständnis, Compliance

Sensibilitätsstörungen

Störung der Reizwahrnehmung; syn. Empfindungsstörungen; weiterführende Stichworte: ➢ *Abhängigkeit, Diabetes mellitus, Hemiplegie/ Hemiparese, Lähmung*

Informationen sammeln

- Seit wann sind Sensibilitätsstörungen bekannt?
- Ist Pat. bereits in ärztlicher Behandlung?
- Gibt es eine erfolgreiche Therapie?
- Welche anderen Maßnahmen verschaffen Pat. Wohlbefinden?

Ursachen
- Periphere Nervenschädigungen?
- Durchblutungsstörungen?
- Diabetes mellitus?
- Schlaganfall?
- Schädel-Hirn-Trauma?
- Tumoren?
- Neurologische Erkrankungen?
- Nebenwirkung von Medikamenten?
- Sonstige?

Probleme
- Wo besteht die Störung?
  - Einzelne Extremitäten?
  - Halbseitig?
  - Generell?
- Dauernd?
- Kurzzeitige Attacken?
- Ungenaue Reizlokalisation?
- Schmerzen?
- Puls?
- Blutdruck?
- Berührungsempfinden?
- Schmerzempfinden?
- Überempfindlichkeit?
- Unempfindlichkeit?
- Kribbeln?
- Ameisenlaufen?
- Taubheitsgefühl?
- Temperaturempfinden?
- Beweglichkeit?
- Sturzgefahr?
- Sonstige?

Ressourcen
- Ursache ist bekannt und reversibel
- Pat. kennt Maßnahmen, die ihm Wohlbefinden verschaffen
- Pat. hat keine Schmerzen
- Pat. hat keine weiteren Erkrankungen
- Pat. ist sportlich/kann sich gut bewegen
- Sonstige

Ziele festlegen

- Pat. hat Schmerzen von nicht mehr als 3/10 analog der Numerischen Rangskala
- Pat. erleidet keine Verletzungen und Folgeschäden
- Haut bleibt intakt

Maßnahmen planen

- Gemeinsam mit Physiotherapeuten, Ergotherapeuten, Ärzten und anderen Therapeuten Pflege-, Bewegungs- und Therapieplan aufstellen, gemeinsam Ziele setzen
- Auf ausreichende Durchblutung achten
- Keine einengenden Kleidungsstücke
- Medikamente nach Anordnung
- Schmerzeinschätzung und Therapie
- Pflege entsprechend der Grunderkrankung
- Hautpflege
- Fußpflege
- Förderung der Wahrnehmung durch Basale Stimulation®
- Kräftigung der Muskulatur und Förderung der Stand- und Gangsicherheit durch Physiotherapie
- Hilfsmittel bereitstellen, z. B. Griffverlängerung und -verdickung am Essbesteck, elektrische Zahnbürste, Klettverschlüsse an der Kleidung
- Keine heißen Bäder
- Vorsicht bei Saunabesuchen

Ergebnisse prüfen

- Haut
- Beweglichkeit
- Schmerzen
- Vitalzeichen
- Wohlbefinden
- Krankheitsverständnis, Compliance

Sepsis

Lebensbedrohliche Allgemeininfektion mit systemischer Entzündungsantwort des Organismus; syn. Blutvergiftung; Septikämie; weiterführende Stichworte: ➢ *Anurie, Bewusstseinsveränderung/Bewusstlosigkeit, Blasenkatheter, Dekubitusprophylaxe, Flüssigkeitsbilanzierung, Immobilität, Infusion, Kontrakturenprophylaxe, Obstipationsprophylaxe, Ödem, Pneumonieprophylaxe, Thromboseprophylaxe, Venenkatheter zentraler*

Informationen sammeln

- Seit wann bestehen die Symptome?
- Wie zeigt sich die Sepsis?
- Wie ist die Sepsis entstanden?
- War Pat. bereits in ärztlicher Behandlung?
- Wie wurde therapiert?
- Ist die Erkrankung lebensbedrohlich?

Ursachen
- Infektion?
- Organversagen?
- Abwehrschwäche?
- Sonstige?

Probleme
- Fieber?
  - Wie hoch?
  - Verlauf?
- Blasse, marmorierte Haut?
- Petechien?
- Blutungen?
- Ödeme?
- Puls?
- Blutdruck?
- Atmung?
- AZ?
- Appetitlosigkeit?
- Übelkeit?
- Erbrechen?
- Diarrhö?
- Schmerzen?
- Lebervergrößerung?
- Milzvergrößerung?
- Gerinnungsstörungen?
- Bewusstseinseintrübung?
- Sonstige?

Ressourcen
- Erreger ist bekannt und nicht resistent gegen Antibiotika
- Pat. hat keine Allergien gegen Antibiotika
- Pat. hat keine weiteren Erkrankungen
- Guter AZ/EZ
- Sonstige

Ziele festlegen

- Sepsis heilt aus
- Kreislauf ist aufrechterhalten
- Pat. hat beschwerdefreie, als ausreichend erlebte Atmung
- Pat. hat ausgewogene Flüssigkeitsbilanz
- Körpertemperatur des Pat. ist im Normbereich

Maßnahmen planen

- Bettruhe
- Alle Prophylaxen
- Unterstützen bei der Körperpflege
- Vitalzeichen häufig kontrollieren
- Flüssigkeitsbilanzierung
- Medikamente nach Anordnung
- Vermeiden von Verletzungen
- Bei Petechien nie Pflaster, sondern Binden verwenden
- Bei Ödemen: entsprechende Extremität hochlagern
- Separates Waschbecken
- Separate Toilette
- Hygieneartikel des Pat. beschriften und gesondert aufbewahren
- Ggf. Einzelzimmer
- Pat. nach Arztanordnung ggf. auf Infektionsstation verlegen
- Einmalhandschuhe und Schutzkittel bei möglichem Kontakt mit Blut und Ausscheidungen tragen
- Bei Resistenz:
  - Isolation (Einzelzimmer mit Nasszelle)
  - Strenge Hygieneregeln
  - Schutzkittel
  - Handschuhe
  - Mundschutz
  - Tgl. Flächendesinfektion
  - Pflegeutensilien, Blutdruckmanschette, Stethoskop, Gebrauchsgegenstände im Zimmer belassen
  - Wäsche noch im Zimmer in den Wäschesack entsorgen und den Sack verschließen
  - Möglichst selten und von möglichst wenigen Personen das Zimmer betreten lassen
  - Esstablett erst kurz vor dem Abtransport des Wagens aus dem Zimmer holen
  - Schlussdesinfektion

Ergebnisse prüfen

- Vitalzeichen
- Haut
- Flüssigkeitsbilanz
- Bewusstseinslage
- Wohlbefinden
- Krankheitsverständnis, Compliance

Sinusitis

Akute oder chronische Entzündung der Nasennebenhöhlenschleimhaut; syn. Nasennebenhöhlenentzündung; weiterführende Stichworte:
➢ Bronchitis, Dyspnoe, Fieber, Flüssigkeitsbilanzierung, Grippe, Husten, Infektion lokale, Nasenbluten, Schmerzen

Informationen sammeln

- Seit wann sind Symptome bekannt?
- Ist die Sinusitis akut aufgetreten oder chronisch?
- Wie wird die Sinusitis therapiert? Erfolgreich?
- Was ist die Ursache?

Probleme

- Schnupfen?
- Behinderte Nasenatmung?
- Fieber?
- Blutdruck?
- Puls?
- Schwäche?
- Kieferhöhlenentzündung:
  - Starke, pochende Schmerzen im Bereich der Kieferhöhle, Mittelgesicht, Schläfenregion?
  - Verändern sich die Schmerzen beim Bücken?
  - Nasenatmung behindert?
- Stirnhöhlenentzündung:
  - Schmerzen in Stirnregion, in inneren Augenwinkel ausstrahlend?
- Entzündung der Siebbeinzellen:
  - Schmerzen/Druck im Bereich der Nasenwurzel, des inneren Augenwinkels?
- Keilbeinhöhlenentzündung:
  - Uncharakteristische Kopfschmerzen?
- Sonstige?

Ressourcen

- Pat. hat keine Schmerzen
- Pat. hat keine weiteren Entzündungen/Erkrankungen
- Nachtruhe ist ungestört
- Guter AZ/EZ
- Sonstige

Ziele festlegen

- Komplikationen und Ausbreitung der Infektion verhindern
- Pat. ist beschwerdefrei
- Pat. hat keine Kopfschmerzen
- Pat. hat ausgewogene Flüssigkeitsbilanz
- Körpertemperatur des Pat. ist im Normbereich

Maßnahmen planen

- Pflege entsprechend der Grunderkrankung
- Medikamente nach Anordnung
- Inhalation
- Ggf. atemstimulierende Einreibungen
- Schmerzmanagement anwenden
- Lagerung nach Wohlbefinden, meist Oberkörper hoch

- Vitalzeichen kontrollieren, insbesondere Temperatur
- Spülung der Höhle nach Anordnung
- Fiebersenkende Maßnahmen nach Anordnung
- Auf ausreichende Flüssigkeitszufuhr achten
- Auf ausgewogene, vitaminreiche Ernährung achten
- Flüssigkeitsbilanz
- Ggf. Rotlichtbestrahlung
- Hinweis auf Benutzung von Nasenspray

Ergebnisse prüfen

- Schmerzen
- Schnupfen
- Atmung
- Wohlbefinden
- Krankheitsverständnis, Compliance

Skabies

Ansteckende parasitäre Hauterkrankung mit starkem Juckreiz; syn. Krätze, Milben; weiterführende Stichworte: ➢ *Angst, Ekzem, Haut trockene, Juckreiz, Läuse, Schlafstörungen*

Informationen sammeln

- Seit wann liegen Symptome vor?
- Ist Umfeld des Pat., z. B. Familie, Beruf, Schule, auch infiziert?

Begleitende Ursachen
- Bakterielle Superinfektion?
- Abwehrschwäche?
- Sonstige?

Probleme
- Juckreiz?
- Feine bräunliche Linien unter der Haut (Milbengänge)?
- Befallene Stellen:
  - Hände?
  - Füße?
  - Ellenbeugen?
  - Nabelregion?
  - Brustwarzen?
- Kratzspuren?
- Exanthem?
- Sonstige?

Ressourcen
- Pat. hat Krankheitsverständnis
- Pat. ist frühzeitig zur Therapie gekommen
- Pat. hat keine Immunschwäche
- Pat. ist orientiert
- Sonstige

Ziele festlegen

- Pat. ist frei von Parasiten
- Haut juckt nicht, Pat. fühlt sich wohl
- Pat. wendet geeignete Maßnahmen zur Beruhigung des Juckreizes an
- Haut ist intakt

Maßnahmen planen

- Keine Kosmetika oder Hautpflegemittel während Therapie
- Anwendung von lokalem Therapeutikum nach Anordnung
- Pat. vor Auftragen des Therapeutikums mit Detergens waschen oder duschen lassen
- Den ganzen Körper vom Hals abwärts einreiben
- Nach 3 Tagen gereizte Haut mit Ölbädern (Vorsicht, Rutschgefahr) und geeigneten Hautpflegemitteln pflegen
- Bettwäsche und alle Textilien tgl. wechseln und waschen
- Nicht waschbare Gegenstände für 2 Wochen luftdicht verschließen oder 24–48 Std. einfrieren
- Flächen tgl. reinigen

- Teppiche und Polster mit starkem Staubsauger absaugen
- Abfall des Pat. in geschlossenen Plastetüten oder -säcken transportieren
- Bei allen Verrichtungen (Bettenmachen) Schutzkittel und Einmalhandschuhe tragen, Kittel vor Verlassen des Zimmers in Wäschesack neben der Tür entsorgen
- Hände immer gründlich mit Seifenlauge waschen; Desinfektion ist nicht wirksam! (nur bei Superinfektion von Hautverletzungen)
- Nach Entlassung des Pat. Matratzen, Kissen, Decken in die Dampfdesinfektion schicken
- Achtung Infektionsschutzgesetz! Präventiv vor Ansteckung der Mitpatienten

Ergebnisse prüfen

- Haut
- Juckreiz
- Wohlbefinden
- Krankheitsverständnis, Compliance

Sondenernährung

Ernährung über eine liegende Ernährungssonde; weiterführende Stichworte: ➢ Aspirationsprophylaxe, Bauchschmerzen, Dehydratationsprophylaxe, Diarrhö, Erbrechen, Ernährungssonden, Flüssigkeitsbilanzierung, Hemiparese/Hemiplegie, Obstipation, Obstipationsprophylaxe, Pneumonieprophylaxe, Schluckstörungen, Soor- und Parotitisprophylaxe, Übelkeit

Informationen sammeln

- Seit wann liegt die Sonde?
- Wo liegt die Sonde?
  - Magen?
  - Zwölffingerdarm?
  - Dünndarm?
- Welche Nahrung?
  - Hochmolekular?
  - Niedermolekular?
  - Diabeteskost?
  - Andere?
- Indikation für Sondenanlage?
- Verabreichung mittels
  - Schwerkraft?
  - Spritze?
  - Pumpe: kontinuierlich oder Bolusgaben?

Probleme

- Bewusstseinslage?
- Aspiration?
- Durchfall?
- Verstopfung?
- Erbrechen?
- Übergewicht?
- Untergewicht?
- Herzerkrankungen?
- Lungenerkrankungen?
- Lebererkrankungen
- Nierenerkrankungen?
- Wunden?
- Spastiken?
- Fieber?
- Sonstige?

Ressourcen

- Pat. akzeptiert Sonde und versteht die Notwendigkeit
- Pat. kann/darf oral Nahrung und/oder Flüssigkeit zu sich nehmen
- Pat. verträgt Sondenkost
- Pat. ist orientiert
- Guter AZ/EZ
- Sonstige

Ziele festlegen

- Pat. erhält Nahrung, die seinen Bedürfnissen, seiner Erkrankung und seinem Energiebedarf entspricht
- Pat. verträgt die Sondenkost ohne Komplikationen wie Bauchschmerzen oder Durchfälle
- Pat. hat einen angemessenen BMI

- Pat. erhält … ml Flüssigkeit pro Tag
- Pat. hat mind. 4 Std. Nahrungs- und Flüssigkeitspause in der Nacht
- Infektion vermeiden

Maßnahmen planen

- Nahrungsmenge in Absprache mit Arzt und Sondenkostbeauftragten ermitteln
- Vor jeder Nahrungsgabe Sondenlage überprüfen
- Vor jeder Nahrungsgabe überprüfen, ob die letzte Mahlzeit den Magen verlassen hat (lassen sich mehr als 50 % der letzen Nahrung aspirieren, Arzt informieren)
- Mundpflege
- Sondennahrung richtig temperiert (Raumtemperatur) verabreichen
- Luftzutritt vermeiden
- Auf Farbe und Aussehen der Sondennahrung achten
- Pat. bei der Verabreichung von Sondenkost aufrichten (mind. 30°) oder sitzen lassen
- Pat. nach der Nahrungszufuhr noch ca. 60 Min. in Oberkörperhochlagerung belassen
- Bei Bettlägerigkeit alle Prophylaxen, sonst ggf.:
  - Aspirationsprophylaxe
  - Dehydratationsprophylaxe
  - Soor- und Parotitisprophylaxe
- Nach jeder Nahrungszufuhr Sonde mit abgekochtem Wasser oder stillem Wasser durchspülen
- Geschwindigkeit der Nahrung nach Anordnung (langsam aufbauen)
- Medikamente nach Anordnung, getrennt von der Nahrungsaufnahme
- Prüfen, ob Medikamente zermörsert gegeben werden können, einzeln verabreichen
- Vor und nach Medikamentengabe Sonde mit Flüssigkeit durchspülen
- Nach beendeter Nahrungs- und Flüssigkeitsaufnahme Sonde verschließen
- Kostaufbau nach Standard oder Anordnung
- Bei Unverträglichkeitsreaktionen Nahrungsmenge und Verabreichungsgeschwindigkeit reduzieren und erst wieder steigern, wenn diese 24 Std. gut vertragen wurde
- Überleitungssysteme wegen der Gefahr einer Kontamination alle 24 Std. wechseln
- Angebrochene Sondenkost innerhalb von 8 Std. einlaufen lassen; geöffnete Flasche im Kühlschrank aufbewahren (Anbruchdatum vermerken) und innerhalb von 24 Std. aufbrauchen, vor Sonnenbestrahlung schützen

Ergebnisse prüfen

- Flüssigkeitsbilanz
- Ernährungsprotokoll
- Gewicht
- Krankheitsverständnis, Compliance
- Wohlbefinden

Soor

Infektion durch Pilze der Gattung Candida; weiterführende Stichworte: ➢ Appetitlosigkeit, Dehydratationsprophylaxe, HIV-Infektion, Juckreiz, Mykosen, Schluckstörungen, Soor- und Parotitisprophylaxe

Informationen sammeln

- Seit wann ist Soor bekannt?
- Hat der Pat. zum 1. Mal Soor? Wenn nicht, wie wurde es vorher therapiert?
- Lokalisation?
  - Mund?
  - Speiseröhre?
  - Lunge?
  - Darm?
  - Vagina?
  - Haut?
- Soorsepsis?

Ursachen

- Haut und Schleimhautbesiedelung mit Pilzorganismen?
- Infektion bei erschwerenden Faktoren
- Immunschwäche?
  - HIV-Infektion?
  - Zytostatikabehandlung?
  - Krebs?
- Antibiotikabehandlung?
- Hormonbehandlung?
- Schwangerschaft?
- Sonstige?

Probleme

- Belag auf der Zunge?
- Schmerzen?
- Juckreiz?
- Hautrötung?
- Vaginaler Ausfluss?
- Dysurie?
- Fieber?
- Sonstige?

Ressourcen

- Pat. hat keine Immunerkrankung
- Soor ist lokal begrenzt
- Guter AZ/EZ
- Bei Lokalisation Mund:
  - Pat. kann essen und trinken
  - Pat. führt selbstständig Mundpflege durch
- Intaktes soziales Umfeld
- Pat. ist orientiert
- Sonstige

Ziele festlegen

- Pat. hat keinen Soor mehr
- Pat. akzeptiert die Therapie und versorgt sich ggf. selbst gewissenhaft
- Haut/Schleimhaut juckt nicht, Pat. fühlt sich wohl
- Pat. wendet geeignete Maßnahmen zur Beruhigung des Juckreizes an
- Superinfektion ist vermieden
- Haut ist intakt

Maßnahmen planen

- Pflege entsprechend der Grunderkrankung
- Dehydratationsprophylaxe
- Medikamente nach Anordnung
- Behandlungsdauer genau einhalten
- Mundpflege mehrmals tgl.
- Viel zu trinken anbieten
- Speichelfluss anregen
- Bei Befall der Sexualorgane mit Zustimmung des Pat. Partner informieren, ggf. mitbehandeln
- Immunsystem stärken
- Ballaststoff- und vitaminreiche Kost

Ergebnisse prüfen

- Haut und Schleimhaut
- Gewicht
- Flüssigkeitsbilanz
- Orientierung
- Krankheitsverständnis, Compliance

Soor- und Parotitisprophylaxe

Maßnahmen zur Verhinderung einer Infektion mit Candida bzw. einer Entzündung der Ohrspeicheldrüse; weiterführende Stichworte: ➤ *Appetitlosigkeit, Dehydratationsprophylaxe, HIV-Infektion, Juckreiz, Mykosen, Schluckstörungen, Soor*

Informationen sammeln

Risikofaktoren für Soor/Parotitis
- Mundtrockenheit?
- Geringer Speichelfluss?
- Atmung durch den Mund?
- Häufige Atemnot?
- Abwehrschwäche?
- Schlechter AZ?
- Zuckerreiche Ernährung?
- Antibiotika?
- Bewusstlosigkeit?
- Pat. kann keine Nahrung zu sich nehmen?
- Dehydratation?
- Sonstige?

Ressourcen
- Pat. kann essen und trinken
- Pat. führt selbstständig Mundpflege durch
- Pat. hat keine Immunerkrankung
- Sonstige

Ziele festlegen

- Pat. hat eine belagfreie, intakte Mundschleimhaut
- Pat. akzeptiert die Maßnahmen oder führt selbst eine angemessene Mundpflege durch
- Pat. ernährt sich gesund
- Pat. hat beschwerdefreie und ungehinderte Speichelsekretion
- Pat. hat eine gute Abwehrlage

Maßnahmen planen

- Einschätzen des Soor- und Parotitisrisikos
- Regelmäßige Mundpflege mehrmals tgl.
- Zahnprothesenpflege
- Ggf. Zunge mit Zahnbürste abreiben
- Mundspülung mehrmals tgl.
- Speichelfluss anregen durch Anwendung von:
  - Zitronensaft
  - Salbeilösung
  - Panthenollösung
  - Myrrhentee oder -tinktur
- Auswischen der Mundhöhle bei Nahrungskarenz mit Kamillen- oder Myrrhenlösung
- Pat. viel zu trinken anbieten
- Pat. zum Sprechen anregen
- Leichte Massage der Ohrspeicheldrüse
- Lippenpflege

Ergebnisse prüfen

- Mundschleimhaut
- Zunge
- Wohlbefinden
- Verständnis, Compliance

Spastik

Erhöhte Eigenspannung der Skelettmuskulatur; weiterführende Stichworte: ➤ Hemiparese/Hemiplegie, Immobilität, Kontraktur, Kontrakturenprophylaxe, Lähmung, Schmerzen, Spitzfuß, Spitzfußprophylaxe, Tremor

Informationen sammeln

- Seit wann hat Pat. die Spastik(en)?
- Welche Muskeln sind betroffen?
- Hat der Pat. eine Streck- oder Beugespastik?
- Welche Therapien werden angewendet und welche sind davon erfolgreich?
- Sind die Angehörigen involviert?

Ursachen
- Neurologische Erkrankung?
- Sonstige?

Probleme
- Ist die Spastik vorübergehend?
- Erhöhter Muskeltonus?
- Muskelzittern?
- Erschwerte Gelenkbeweglichkeit?
- Gelenksteifigkeit?
- Kontraktur?
- Erhöhter Energiebedarf?
- Bewusstsein?
- Orientierung?
- Schmerzen?
- Angst?
- Sonstige?

Ressourcen
- Pat. kann sich bewegen/ist mobil
- Pat. kann mit physiotherapeutischen Maßnahmen gegen Spastik anwirken
- Angehörige/Familie unterstützen Pat.
- Spastik ist reversibel/immer nur vorübergehend
- Sonstige

Ziele festlegen

- Muskeltonus ist verringert
- Pat./Angehörige kennen Strategien gegen Spastik und wenden diese an
- Gelenkbeweglichkeit ist erhalten bzw. gefördert

Maßnahmen planen

- Gemeinsam mit Physiotherapie, Ergotherapie, Ärzten und anderen Therapeuten Pflege-, Bewegungs- und Therapieplan aufstellen, gemeinsam Ziele setzen
- Pflege entsprechend der Grunderkrankung

- Vorhandene Fähigkeiten und Ressourcen erkennen und fördern
- Hilfe bei tgl. Verrichtungen
- Anwenden des Bobath-Konzeptes:
  - Regulierung des Muskeltonus
  - Anbahnung normaler, selektiver Bewegungen
  - Verbesserung der Wahrnehmung
  - Alle Beteiligten wenden das Konzept rund um die Uhr an
- Vorgehen nach dem Prinzip:
  - Je größer die Unterstützungsfläche, desto geringer der Muskeltonus
  - Je härter die Unterstützungsfläche, desto geringer der Muskeltonus
- Langsame taktile Stimulation
- Streichungen der Muskelantagonisten
- Aktive und passive Bewegungsübungen zur Unterstützung der Physiotherapie
- Ggf. Kontakt zu Selbsthilfegruppen herstellen
- Medikamente nach Anordnung
- Gelenkstatus mit Winkelmessung erheben
- Schienen nach Anordnung anlegen
- Ggf. Angehörige in die Behandlung einbeziehen

Ergebnisse prüfen

- Beweglichkeit
- Wohlbefinden
- Gewicht
- Gelenkstatus
- Muskeltonus
- Krankheitsverständnis, Compliance

Spitzfuß

Kontraktur des Unterschenkel-Fuß-Gelenks; weiterführende Stichworte: ➤ Hemiparese/Hemiplegie, Immobilität, Kontraktur, Kontrakturenprophylaxe, Lähmung, Schmerzen, Spitzfußprophylaxe

Informationen sammeln

- Angeboren oder erworben?
- Grad der Bewegungseinschränkung?

Ursachen

- Inaktivität, z. B. Gipsverband?
- Posttraumatisch?
- Systemisch, z. B. bei Hämophilie?
- Lähmungen?
- Neurologische Erkrankungen?
- Infantile Zerebralparese?

Probleme

- Steppergang (Hahnentritt)?
- Inaktivität?
- Immobilität? Bettlägerigkeit?
- Lähmungen?
- Spastik?
- Schmerzen?
- Sonstige?

Ressourcen

- Pat. ist mobil/nur temporär immobil
- Guter AZ/EZ
- Keine Lähmungen
- Keine weiteren Erkrankungen
- Sonstige

Ziele festlegen

- Noch vorhandene Beweglichkeit ist erhalten
- Pat. kennt Bewegungsübungen und führt diese selbstständig durch
- Pat. ist schmerzfrei
- Weitestgehende Rückbildung der Fehlstellung
- Haut bleibt intakt

Maßnahmen planen

- Pat. zu eigenaktiven Bewegungsübungen anleiten und motivieren
- Auf (Super-)Weichlagerung verzichten
- Ggf. orthopädische Schuhe
- Bettbogen benutzen
- Kontrolle der Haut (tgl. mehrfach)
- Schienenversorgung
- Physiotherapie

Ergebnisse prüfen

- Fußstellung
- Mobilität
- Schmerzen
- Eigeninitiative
- Wohlbefinden
- Krankheitsverständnis, Compliance

Spitzfußprophylaxe

Maßnahmen zur Verhinderung einer Kontraktur des Unterschenkel-Fuß-Gelenks; weiterführende Stichworte: ➤ *Hemiparese/Hemiplegie, Immobilität, Kontraktur, Kontrakturenprophylaxe, Lähmung, Schmerzen, Spitzfuß*

Informationen sammeln

- Seit wann bestehen die Symptome?

Risikofaktoren für einen Spitzfuß
- Bettlägerigkeit?
- Immobilität?
- Lähmungen?
- Neurologische Erkrankungen?
- Spastiken?
- Schmerzen?
- Sonstige?

Probleme
- Gelenkstellung?

Ressourcen
- Pat. kann sich teils selbst bewegen
- Pat. kann stehen
- Pat. ist motiviert und absprachefähig
- Pat. ist orientiert
- Sonstige

Ziele festlegen

- Fußgelenk ist weiterhin voll beweglich
- Pat. kann stehen
- Pat. kann Becken selbstständig anheben
- Haut bleibt intakt

Maßnahmen planen

- Pflege entsprechend Grunderkrankung
- Bei Bettlägerigkeit alle Prophylaxen
- Lagerung abwechselnd in Streck-, Beuge-, physiologischer Mittelstellung
- Sprunggelenk in ca. 90°-Winkel lagern
- Weiche Fußstützen, keine Fußstütze bei Pat. mit neurologischen Erkrankungen!
- Die ganze Fußsohle mit gezielter Spürinformation versorgen
- In Rückenlage Bettbogen
- Pat. in einen Lehnstuhl setzen, die Füßen müssen Kontakt zum Boden haben
- Fuß passiv durchbewegen
- Bewegungsübungen zeigen und ausführen lassen
- Angehörige einbeziehen
- Schienen nach Anordnung, ggf. anziehen von hohen Turnschuhen (zeitweise)
- Kontrolle der Haut, z. B. Zehen

Ergebnisse prüfen

- Gelenkstellung
- Gelenkbeweglichkeit
- Muskeltonus
- Schmerzen
- Krankheitsverständnis, Compliance

Sprachstörungen

Störung der gedanklichen Erzeugung von Sprache, z. B. Aphasie (Sprachverlust); weiterführende Stichworte: ➤ *Bewusstseinsveränderung/Bewusstseinsstörung, Hemiparese/Hemiplegie, Parkinsonsyndrom, Sprechstörungen*

Informationen sammeln

- Seit wann bestehen die Sprachstörungen?
- Welche Sprache versteht und spricht Pat.?
- Versteht und spricht Pat. Deutsch?
- Ist verbale Kommunikation möglich?
- Versteht der Pat. seine Gesprächspartner?
- Werden Wörter falsch verwendet?
- Ergibt das Gesprochene Sinn?
- Werden Sätze falsch gebildet?
- Wortfindungsstörungen?
- Umschreibt Pat. ein Wort, das ihm nicht einfällt?
- Werden Laute und Wörter vertauscht?
- Werden Laute und Wörter wiederholt?
- Werden unübliche Laute und Wörter gebildet?
- Sind Lesen und Schreiben beeinträchtigt?
- Ist das Sprechen für den Pat. eine große Anstrengung?
- Spricht Pat. nur einzelne Wörter?
- Redet Pat. viel?
- Redet Pat. flüssig?
- Telegrammstil?
- Lautstärke?
- Betonung?
- Sonstige?

Ursachen

- Neurologische Erkrankungen?
- Zustand nach Schlaganfall?
- Psychische, psychiatrische Erkrankungen?
- Nebenwirkungen von Medikamenten?
- Bewusstseinslage?
- Verwirrtheit?
- Sonstige?

Probleme

- Verunsicherung?
- Missverständnisse?
- Hilflosigkeit?
- Kontaktaufnahme?
- Kommunikation?
- Verschlossenheit?
- Soziale Isolation?
- Ungeduld?
- Angst?
- Verzweiflung?

Ressourcen

- Pat. erfasst die Bedeutung von Wörtern und Sätzen, wenn man mit ihm spricht
- Pat. erfasst die Bedeutung von Mimik und Gestik
- Pat. weiß, dass er die Bedeutung der Wörter nicht erfasst
- Pat. ist orientiert

- Pat. ist motiviert, den Sprachstörungen entgegenzuwirken
- Pat. hat keine weiteren Einschränkungen der Sinne
- Sonstige

Ziele festlegen

- Pat. hat vorhandene Sprachfähigkeiten gefestigt und nicht weiter verloren
- Pat. hat Sprachfähigkeiten zurückgewonnen
- Pat. ist informiert und orientiert
- Pat. kommuniziert
- Pat. nimmt am sozialen Leben teil
- Pat. ist selbstständig und selbstbestimmt
- Pat. fühlt sich sicher und verstanden

Maßnahmen planen

- Gemeinsam mit Logopäden, Physiotherapeuten, Ergotherapeuten, Ärzten und anderen Therapeuten Pflege-, Bewegungs- und Therapieplan aufstellen, gemeinsam Ziele setzen
- Pflege entsprechend der Grunderkrankung
- Pat. ernst nehmen
- Einfache, aber grammatikalisch korrekte Sätze bilden, nicht im Telegrammstil/Kindersprache mit dem Pat. sprechen
- Fragen stellen, auf die mit Ja oder Nein geantwortet werden kann
- Keine schwierigen Fragen stellen, z. B. geschlossene Fragen
- Fragen nacheinander stellen, nicht gleichzeitig
- Pat. zum Sprechen ermuntern
- Geduldig zuhören
- Pat. Zeit lassen, das richtige Wort zu finden
- Pat. nicht unterbrechen
- Gegenstände des Alltags nennen lassen, z. B. bei der Körperpflege
- Zu Sprachübungen nach Rücksprache mit Therapeuten anleiten
- Geeignete Hilfsmittel einsetzen, z. B. Sprechtafel, Kommunikationsbuch
- Mitpatienten informieren
- Logopädische Behandlung unterstützen
- Medikamente mit Nebenwirkungen aufs Sprachzentrum nach Anordnung absetzen lassen

Ergebnisse prüfen

- Sprache
- Aussprache
- Krankheitsverständnis, Compliance

Sprechstörungen

Unfähigkeit, Sprachlaute korrekt und flüssig zu artikulieren; weiterführende Stichworte: ➤ *Bewusstseinsveränderung/Bewusstseinsstörung, Hemiparese/Hemiplegie, Parkinsonsyndrom, Sprachstörungen*

Informationen sammeln

- Seit wann bestehen Sprechstörungen?
- Verwendet Pat. Hilfsmittel?
- Sonstige?

Ursachen

- Sitzt die Zahnprothese richtig?
- Bestehen die Sprechstörungen aufgrund von:
  - Zentralvenösen Problemen?
  - Unfähigkeit, Worte korrekt auszusprechen, z. B. Stottern?
  - Erkrankungen des Sprachapparates, z. B. Mund, Rachen, Kehlkopf?
  - Unsicherheit/Angst?
  - Medizinischen Eingriffen, z. B. Tracheotomie?
- Multiple Sklerose?
- Psychische Ursachen?
- Fehlen der Stimmbänder/Veränderungen an den Stimmbändern?
- Sonstige?

Probleme

- Versteht Pat., kann aber seine „gedachten" Worte nicht oder nicht verständlich aussprechen?
- Können bestimmte Laute nicht gebildet werden?
- Stottern?
- Verwaschene, undeutliche Aussprache?
- Ringt Pat. um Worte?
- Vermehrte Gestik?
- Erleben des Pat.?
  - Verunsicherung?
  - Missverständnisse?
  - Hilflosigkeit?
  - Kontaktaufnahme?
  - Kommunikation?
  - Verschlossenheit?
  - Soziale Isolation?
  - Ungeduld?
  - Angst?
- Verzweiflung?
- Sonstige?

Ressourcen

- Pat. ist motiviert, sich mitzuteilen
- Ursache ist reversibel
- Pat. verwendet Hilfsmittel
- Pat. ist orientiert
- Sonstige

Ziele festlegen

- Pat. teilt sich mit und wird verstanden
- Pat. akzeptiert das Sprechproblem
- Pat. kennt und benutzt Hilfsmittel selbstständig
- Pat. hat soziale Kontakte

Maßnahmen planen

- Geduldig zuhören
- Pat. Zeit lassen, Wörter und Sätze zu formulieren
- Zu Sprechübungen nach Rücksprache mit Therapeuten anleiten
- Pat. mit Schreibtafel, Papier, Stiften versorgen
- Pat. zum Schreiben und Lesen anregen
- Logopädische Behandlung unterstützen
- Evtl. Sprechhindernisse (Zahnprothese) beseitigen
- Über Hilfsmittel informieren (Sprechtafel, Communicator, Alltalk)

Ergebnisse prüfen

- Sprechfähigkeit
- Verständlichkeit
- Benutzung von Hilfsmitteln
- Wohlbefinden,
- Motivation
- Krankheitsverständnis, Compliance

Stomatitis

Entzündung der Mundschleimhaut; weiterführende Stichworte: ➤ Appetitlosigkeit, Flüssigkeitsbilanzierung, Schluckstörungen, Schmerzen

Informationen sammeln

- Seit wann bestehen die Symptome?
- Zum 1. Mal?

Ursachen
- Infektion, z. B. Candida albicans?
- Mangelnde Mundhygiene?
- Immunsuppression?
- Strahlentherapie?
- Chemotherapie?

Probleme
- Brennende Schmerzen?
- Schmerzen beim Kauen und Schlucken?
- Eingeschränkte orale Flüssigkeits- und Nahrungsaufnahme?
- Nahrungsverweigerung, z. B. bei Säuglingen, Kleinkindern?
- Trockenheitsgefühl im Mund?
- Rötung?
- Beläge?
- Mundgeruch?
- Leicht auszulösende Schleimhautblutungen?
- Sonstige?

Ressourcen
- Pat. hat keine weiteren Entzündungen
- Pat. hat keine Immunerkrankung
- Guter AZ/EZ
- Pat. kann essen und trinken
- Pat. kann Mundpflege selbstständig durchführen
- Pat. kennt symptomlindernde Therapie
- Sonstige

Ziele festlegen

- Pat. hat intakte Mundschleimhaut
- Schmerzfreie Nahrungs- und Flüssigkeitsaufnahme
- Exsikkose und Mangelernährung sind vermieden
- Pat. ist über den Stellenwert der Mundhygiene aufgeklärt und führt diese regelmäßig durch

Maßnahmen planen

- Erfassung und Beurteilung des oralen Zustands
- Mundpflege mehrmals tgl.
- Pat. zur regelmäßigen und angemessenen Mundpflege anleiten
- Spezielle Mundpflege bei Nahrungskarenz
- Medikamente nach Anordnung
- Gabe von anästhesierenden Lutschtabletten
- Eiswürfel aus Tee oder Saft zum Lutschen geben
- Mundspülungen z. B. mit Kamillen- oder Salbeitee

- Weiche oder pürierte säurearme Kost anbieten
- Zuckerhaltige und scharf gewürzte Nahrungsmittel vermeiden
- Viel zu trinken anbieten → Vorsicht bei Herz- und Niereninsuffizienz
- Ggf. Flüssigkeitsbilanzierung

Ergebnisse prüfen

- Mundschleimhaut
- Zunge
- Flüssigkeitsbilanz
- Hautturgor
- Wohlbefinden
- Krankheitsverständnis, Compliance

Stuhlinkontinenz

Unfähigkeit, den Stuhl willkürlich zurückzuhalten; weiterführende Stichworte: ➤ *Bauchschmerzen, Bewusstseinsstörung/Bewusstlosigkeit, Blähungen, Demenz, Desorientiertheit/Orientierungsstörung, Diarrhö, Intertrigoprophylaxe, Kontinenzförderung*

Informationen sammeln

- Seit wann besteht Stuhlinkontinenz?
- Verwendet Pat. Hilfsmittel?
- Wie reagiert Pat. auf die Stuhlinkontinenz: offen, verschämt oder streitet er Probleme ab?

Ursachen
- Schwäche der Beckenbodenmuskulatur?
- Darmerkrankung?
- Neurologische Erkrankung?
- Demenz?
- Fehlende Orientierung?
- Bewusstlosigkeit?
- Sonstige?

Probleme
- Kontrollverlust für Winde und dünnflüssigen Stuhl?
- Kontrollverlust für jede Stuhlgangform?
- Diarrhö?
- Hautschäden?
- Harnwegsinfekt?
- Psychische Belastung?
- Angst?
- Aggression?
- Trotzverhalten?
- Scham?
- Sonstige?

Ressourcen
- Pat. achtet auf Stuhldrang
- Pat. spürt den Stuhldrang
- Pat. kann selbstständig auf Toilette gehen
- Pat. kommt mit Hilfsmitteln (Einlagen, Inkontinenzhosen) zurecht
- Selbstständige Intimpflege ist möglich
- Pat. steht dem Problem offen gegenüber
- Pat. ist orientiert
- Sonstige

Ziele festlegen

- Hautzustand ist intakt
- Pat. kann selbstständig mit Hilfsmitteln umgehen
- Pat. kennt Übungen zum Schließmuskeltraining
- Pat. kennt Strategien zur Förderung der Kontinenz und wendet diese selbstständig an
- Pat. kann ohne Scham über die Inkontinenz reden
- Pat. nimmt am sozialen Leben teil

Maßnahmen planen

- Ausscheidungsprotokoll anlegen bzw. Pat. anleiten, dieses eigenständig zu führen

- Matratze mit Einmalstecklaken oder waschbaren Unterlagen abdecken
- Hilfsmittel anwenden oder Pat. zu ihrem Gebrauch anleiten
- Intertrigoprophylaxe
- Unterstützung bei Bedarf:
  - Gang zur Toilette
  - Wäschewechsel
  - Hautpflege
  - Inkontinenzhilfsmittel anwenden
  - Händehygiene
- Beckenboden- und Schließmuskeltraining
- Medikamente nach Anordnung
- Toilettenrhythmus trainieren
- Saubere Toilette
- Toilette in angepasster Sitzhöhe
- Haltegriffe an der Wand neben der Toilette
- Gespräche anbieten, Verständnis zeigen
- Zur Anschaffung leicht zu öffnender Kleidung raten
- Ggf. Toilettenstuhl nachts neben das Bett stellen

Ergebnisse prüfen

- Ausscheidung
- Haut
- Orientierung
- Bewusstseinslage
- Umgang mit Hilfsmitteln
- Wohlbefinden
- Krankheitsverständnis, Compliance

Sturzprophylaxe

Maßnahmen, um einen Sturz zu verhindern; weiterführende Stichworte: ➤ Angst, Bewegungseinschränkung, Bewusstseinsstörung/Bewusstlosigkeit, Demenz, Enuresis nocturno, Epilepsie, Hypoglykämie, Hypotonie, Immobilität, Multiple Sklerose, Nykturie, Parkinsonsyndrom

Informationen sammeln

- Wann ist Pat. das letzte Mal gestürzt?

Risikofaktoren für Stürze

Intrinsische Risikofaktoren
- Körperbalance?
- Gleichgewicht?
- Gangveränderung?
- Eingeschränkte Bewegungsfähigkeit?
- Multiple Sklerose?
- Parkinsonsyndrom?
- Schlaganfall?
- Polyneuropathie?
- Krebserkrankungen?
- Chronische Erkrankungen?
- Schwäche?
- Demenz?
- Delir?
- Benommenheit?
- Orientierungsstörung?
- Plötzlicher Bewusstseinsverlust?
  - Hypoglykämie?
  - Blutdruckabfall?
  - Herzrhythmusstörungen?
  - TIA?
  - Epilepsie?
- Sehstörungen?
- Alkohol?
- Nebenwirkungen von Medikamenten?
- Schwindel?
- Sturzangst?
- Reduzierter AZ?
- Körperliche Behinderung?
- Alter?
- Inkontinenz?
- Nykturie?

Extrinsische Risikofaktoren
- Schlecht sitzende Schuhe?
- Zu lange Kleidung?
- Stolperfallen?
- Steiltreppen?
- Mangelnde Haltemöglichkeiten?
- Glatter Boden?
- Schlechte Beleuchtung?
- Sonstige?

Situative Risikofaktoren
- Risikoverhalten?
- Selbstüberschätzung?

Probleme

- Körperhaltung?
- Gangbild?
- Balancereflex?
- Bewegungsablauf?
- Sturzvorgeschichte?
- Immobilität?
- Sonstige?

Ressourcen

- Pat. erkennt die Sturzgefahr
- Pat. verwendet Hilfsmittel

- Pat. ist orientiert
- Pat. ist noch nicht gestürzt
- Sonstige

Ziele festlegen

- Pat. erkennt die Sturzgefahren, kann geeignete Maßnahmen anwenden
- Pat. erleidet keine Verletzungen
- Pat. bewegt sich sicher und angstfrei
- Pat. ist mobil und aktiv

Maßnahmen planen

- Einschätzen des Sturzrisikos nach Vorgaben des Expertenstandards
- Gemeinsam mit Physiotherapie, Ergotherapie, Ärzten und anderen Therapeuten Pflege-, Bewegungs- und Therapieplan aufstellen, gemeinsam Ziele setzen
- Pflege entsprechend Grunderkrankung
- Pat. Räumlichkeiten zeigen
- Orientierungshilfen anbringen
- Funknotrufsystem zur Verfügung stellen
- Erreichbare Haltevorrichtungen für Stöcke und Gehstützen
- Pat. beim Gehen unterstützen
- Schlafmittel nicht zu spät geben
- Wahrnehmungsfähigkeit trainieren
- Darauf achten, dass Pat. Brille und Hörgerät trägt
- Feste Schuhe
- Passform von Schuhen und Kleidungsstücken prüfen und korrigieren lassen
- Trockene Böden
- Rutschfeste Matten in Dusche und Badewanne
- Haltegriffe an den Wänden, besonders in Toilette und Bad
- Stühle mit erhöhter Sitzfläche
- Höhenverstellbares Bett nach Durchführung von Pflegemaßnahmen immer auf dieselbe Höhe einstellen
- Bremsen an Betten und Rollstühlen festziehen
- Aufgeräumte Zimmer
- Pat. über Hilfsmittel beraten/anleiten
- Ggf. Mobilisationsgürtel verwenden
- Ggf. Hüftprotektoren
- Ggf. Sturzhelm bei häufigen Stürzen
- Ausreichend Platz für Rollstuhl und Gehhilfen schaffen
- Gute und blendungsfreie Beleuchtung in allen Räumen
- Sitzmöglichkeiten auf den Gängen
- Bewegungsübungen zur Schritt- und Standfestigkeit
- Kraft- und Balancetraining
- Vor dem Aufstehen und Hinstellen Bodenkontakt mit den Füßen herstellen
- Regelmäßige Fußpflege
- Inkontinenzhilfsmittel anpassen
- Pat. ggf. bitten, vor dem Aufstehen zu klingeln und nicht alleine aufzustehen
- Einbeziehung der Angehörigen
- Alle an der Versorgung des Pat. Beteiligten über Sturzrisiko informieren

Ergebnisse prüfen

- Allgemeinbefinden
- Vitalzeichen
- Gangbild
- Köperhaltung
- Orientierungsvermögen
- Haut
- Wohlbefinden
- Verständnis, Compliance

Teerstuhl

Durch Hämoglobinabbauprodukte schwarz gefärbter, glänzender Stuhl mit klebriger Konsistenz; syn. Melaena; weiterführende Stichworte: ➤ *Anämie, Bauchschmerzen, Dehydratationsprophylaxe, Flüssigkeitsbilanzierung, Gastritis, Hämatemesis, Hypotonie, Schmerzen, Sturzprophylaxe*

Informationen sammeln

- Seit wann scheidet Pat. Teerstuhl aus?
- Scheidet Pat. zum 1. Mal Teerstuhl aus?
- Hat Pat. zuvor stark erbrochen?

Ursachen

- Magenblutung?
- Darmblutung?
- Magenulkus?
- Darmulkus?
- Ösophagusvarizen?
- Medikamenteneinnahme?
- Sonstige?

Probleme

- Stuhlfarbe und Konsistenz?
- Puls?
- Blutdruck?
- Atmung?
- Schmerzen?
- Akutes Abdomen?
- Schockzeichen?
- Blässe?
- Kaltschweißigkeit?
- Sonstige?

Ressourcen

- Pat. hat kein frisches Blut erbrochen
- Pat. zeigt keine Anzeichen eines Schocks
- Es liegt kein Blutverlust in großen Mengen vor
- Pat. ist frühzeitig zum Arzt gegangen
- Pat. hat keine weiteren Erkrankungen
- Guter AZ/EZ
- Sonstige

Nicht bei jedem schwarzen Stuhl handelt es sich um Teerstuhl, dieser kann z. B. auch durch die Gabe von Eisenpräparaten bedingt sein.

Ziele festlegen

- Die Blutung ist gestillt
- Kreislauf ist stabil
- Pat. hat ausgewogene Flüssigkeitsbilanz
- Pat. hat regelmäßige, seiner Ernährung entsprechende, beschwerdefreie Stuhlausscheidung
- Pat. hat Schmerzen von nicht mehr als 3/10 analog der Numerischen Rangskala

Maßnahmen planen

- Pflege entsprechend der Grunderkrankung
- Nahrungs- und Flüssigkeitskarenz
- Ggf. Bettruhe
- Dehydrationsprophylaxe
- Sturzprophylaxe
- Medikamente nach Anordnung
- Bei Ösophagusvarizen:
  - Ggf. passierte Kost
  - Starkes Husten vermeiden
  - Bei liegender Sonde Atmung beobachten
- Pat. beruhigen und Sicherheit vermitteln
- Flüssigkeitsbilanz
- Vitalzeichen-Kontrolle

Ergebnisse prüfen

- Vitalzeichen
- Bewusstseinslage
- Ausscheidung
- Wohlbefinden
- Krankheitsverständnis, Compliance

Thrombose

Lokale Gerinnung in einem Blutgefäß; weiterführende Stichworte: ➤ Adipositas, Antikoagulantien (Einnahme), Bewegungseinschränkung, Dehydratationsprophylaxe, Flüssigkeitsbilanzierung, Immobilität, Injektion, Sensibilitätsstörungen, Thromboseprophylaxe, Urtikaria

Informationen sammeln

- Seit wann hat Pat. Thrombose?
- Hatte Pat. bereits vorher Thrombose? Wie ist diese behandelt worden?
- Nimmt Pat. regelmäßig Medikamente gegen Thrombose ein? Wenn ja, welche?
- Trifft Pat. andere prophylaktische Maßnahmen, z. B. Tragen von Stützstrümpfen?
- Wie ist die Lebensweise des Pat.?
  - Raucht er?
  - Betreibt er Sport?
  - Ist Pat. übergewichtig?
- Sind in der Familie des Pat. bereits Thrombosen aufgetreten?

Ursachen

- Rauchen?
- Varizen?
- Schwangerschaft?
- Maligne Erkrankung?
- Zustand nach Operation?
- Zustand nach Verletzung?
- Gefäßmembranschäden?
  - Altersbedingt?
  - Entzündlich?
- Bewegungsmangel/Immobilität?
  - Lähmung?
  - Gipsverband?
  - Schienenlagerung?
  - Schmerzbedingte Schonhaltung?
  - Längere Flugreisen?
- Herzinsuffizienz?
- Chronisch venöse Insuffizienz?
- Erhöhte Gerinnungsneigung?
  - Flüssigkeitsmangel?
  - Blutgerinnungsfaktoren erhöht?
- Medikamente, z. B. Anti-Baby-Pille?
- Sonstige?

Probleme

- Bläuliche Hautfärbung?
- Gefühl der Schwere und Spannungsgefühl in einem Bein?
- Schwellung des Beines?
- Blau-rötliche Färbung?
- Glänzende Haut?
- Erwärmte Haut?
- Schmerzen in der Wade?
- Ulkus?
- Varizen?
- Ödeme?
- Gewicht?
- Puls?
- Blutdruck?
- Sonstige?

Ressourcen

- Pat. treibt regelmäßig Sport
- Pat. ernährt sich gesund

- Pat. raucht nicht
- Pat. hat keine weiteren Erkrankungen
- Guter AZ/EZ
- Pat. hat frühzeitig einen Arzt aufgesucht

Ziele festlegen

- Venöser Rückfluss ist gesteigert
- Gerinnungsbereitschaft ist gesenkt
- Pat. ist frei von Folgeerkrankungen und Komplikationen (Embolie, chronischer venöser Stau mit Varikosis und chronisch venöser Insuffizienz)
- Pat. ist über die Erkrankung informiert und akzeptiert die therapeutischen Maßnahmen, bzw. kann diese selbstständig durchführen (Antikoagulatien)
- Pat. stellt seine Lebensweise um, z. B. Raucherentwöhnung, Gewichtsreduktion

Maßnahmen planen

- Vitalzeichen häufig kontrollieren
- Anordnungen ausführen, z. B. Medikamente verabreichen, ggf. hochlagern der Beine, Kompressionsverband, Kompressionsstrümpfe, ggf. rückstromfördernde Gymnastik
- Gespräche und Informationsblatt:
  - Über Risiken
  - Um die Akzeptanz der Therapie zu fördern
  - Zum Prinzip der Venen-Muskel-Pumpe
  - Über Minimierung der Risikofaktoren, z. B. Rauchen, Adipositas
- Ggf. Gewichtsreduktionsdiät
- Bei Phlebothrombose (tiefe Beinvenenthrombose):
  - Bettruhe (selten!)
  - Hochlagerung des Beins (nur bei Schwellung)
  - Anti-Thrombosestrumpf für anderes Bein
  - Mobilisation nach Rücksprache mit dem Arzt (meist frühe Mobilisation)
  - Keine i.m.-Injektionen
  - Ggf. Anleitung zur subkutanen Injektion von Antikoagulantien

Ergebnisse prüfen

- Kompression
- Beine
- Bewegung
- Wohlbefinden
- Krankheitsverständnis, Compliance

Thromboseprophylaxe

Maßnahmen zur Verhinderung einer Thrombose; weiterführende Stichworte: ➤ Adipositas, Antikoagulantien (Einnahme), Bewegungseinschränkung, Dehydratationsprophylaxe, Flüssigkeitsbilanzierung, Immobilität, Injektion, Sensibilitätsstörungen, Thrombose, Urtikaria

Informationen sammeln

Risikofaktoren für eine Thrombose

- Bettlägerigkeit?
- Rauchen?
- Passivrauchen?
- Varizen?
- Ödeme?
- Bläuliche Hautfärbung?
- Ulkus?
- Schwangerschaft?
- Maligne Erkrankung?
- Zustand nach Operation?
- Zustand nach Verletzung?
- Sind Gefäßmembranschäden bekannt?
  - Altersbedingt?
  - Entzündlich?
- Bewegungsmangel/Immobilität?
  - Lähmung?
  - Gipsverband?
  - Schienenlagerung?
  - Schmerzbedingte Schonhaltung?
  - Längere Flugreise?
- Ist Herzinsuffizienz bekannt?
- Chronisch venöse Insuffizienz?
- Erhöhte Gerinnung?
  - Flüssigkeitsmangel?
  - Blutgerinnungsfaktoren erhöht?
- Alter?
- Gewicht?
- Puls?
- Blutdruck?
- Sonstige?

Ressourcen

- Pat. kann sich im Bett bewegen
- Pat. treibt regelmäßig Sport
- Pat. ernährt sich gesund
- Pat. raucht nicht
- Pat. hat normale Gerinnung
- Guter AZ/EZ
- Pat. hat keine das Thromboserisiko steigernden Begleiterkrankungen
- Sonstige

Ziele festlegen

- Thrombose, insbesondere Phlebothrombose (tiefe Beinvenenthrombose), ist vermieden
- Venöser Rückfluss ist gesteigert
- Venenwandschäden ist vorgebeugt
- Der venöse Rückfluss ist auch im Liegen gewährleistet bzw. gesteigert
- Gerinnungsbereitschaft ist gesenkt
- Pat. ist informiert über sein Thromboserisiko und kann Maßnahmen zur Prophylaxe selbstständig ausführen bzw. akzeptiert diese

Maßnahmen planen

- Pflege entsprechend der Grunderkrankung
- Ggf. Frühmobilisation
- Hochlagern der Beine (Winkel von 20°)
- Ausstreichen der Venen, z. B. bei der Körperpflege (Achtung: Gefahr des Lösens möglicher Thromben, ggf. nicht bei älteren Pat. oder vorherigen Thrombosen)
- Pat. zu rückstromfördernder Gymnastik anleiten, z. B. Bettradfahren, Fußkreisen, Anheben der Beine, Anspannen der Oberschenkelmuskulatur, Drücken der Fußsohle gegen das Bett
- Medizinische Thromboseprophylaxestrümpfe anpassen, 24 Std. tragen und Pat. die Wirkung erklären
- Kompressionsverband nach Anordnung
- Intermittierende pneumatische Kompression
- Gespräche und Informationsblatt:
  - Über Risiken
  - Um die Akzeptanz der Therapie zu fördern
  - Zum Prinzip der Venen-Muskel-Pumpe
  - Über Minimierung der Risikofaktoren, z. B. Rauchen, Adipositas
- Medikamente nach Anordnung
- Flüssigkeitsbilanz
- Dehydratationsprophylaxe
- Ggf. Gewichtsreduktionsdiät
- Ernährungsberatung anbieten

Ergebnisse prüfen

- Beine
- Strümpfe/Kompression
- Schmerzen
- Beweglichkeit
- Gewicht
- Flüssigkeitsbilanz
- Krankheitsverständnis, Compliance

Tracheostoma

Operativ angelegte Öffnung der Luftröhre nach außen, meist zur Langzeitbeatmung; weiterführende Stichworte: ➤ *Dyspnoe, Schluckstörungen, Soor- und Parotitisprophylaxe, Sprechstörungen*

Informationen sammeln

- Seit wann hat Pat. ein Tracheostoma?
- Notfallbedingte Tracheostomie?
- Langzeitstomaversorgung?
- Atmet Pat. spontan oder muss er (temporär) beatmet werden?
- Ist Pat. bei Bewusstsein?
- Ist Pat. orientiert?
- Bekommt Pat. O_2 über das Tracheostoma?
- Akzeptiert Pat. das Tracheostoma?
- Gibt es Abwehrreaktionen?
- Wer versorgt das Tracheostoma/den Pat. zu Hause?
- Wie viel Schleim produziert Pat.?
- Kann er durch das Tracheostoma abhusten oder muss er abgesaugt werden?
- Sonstige?

Probleme
- Atmung?
- Vitalzeichen?
- Borkenbildung?
- Schleimhäute?
- Ängste?
- Schmerzen?
- Sonstige?

Ressourcen
- Pat. ist orientiert und versteht Bedeutung des Tracheostomas
- Pat. kann mit dem Tracheostoma umgehen
- Pat. atmet spontan ohne maschinelle Unterstützung und kann alleine abhusten
- Tracheostoma ist nicht entzündet
- Pat. hat keine weiteren Erkrankungen (mehr)
- Pat. hat einen Sprechaufsatz
- Sonstige

Ziele festlegen

- Pat. atmet frei
- Pat. akzeptiert das Stoma und die Kanülenversorgung
- Pat. akzeptiert die Stimmprothese, beherrscht die Ösophagussprache oder den Umgang mit Sprechapparaten
- Pat. beherrscht Tracheostoma- und Kanülenpflege
- Pat. hat soziale Kontakte

Maßnahmen planen

- Pflege entsprechend der Grunderkrankung
- Medikamente nach Anordnung
- Bei Bettlägerigkeit alle Prophylaxen
- Verbandswechsel nach Anordnung oder Standard

- Zum Schutz der umgebenden Haut ggf. Hydrokolloidverband nach Anordnung
- Haut feucht reinigen ohne Seife
- Zur Hautpflege keine Watte verwenden
- Bei der Körperpflege darauf achten, dass Wasser, Fusseln oder Haare nicht ins Tracheostoma gelangen
- Feuchtrasur bei Männern
- Mundpflege
- Soor- und Parotitisprophylaxe
- Nasenpflege
- Schleimhautbefeuchtung, z. B. durch „künstliche Nasen“, Inhalation nach Anordnung
- Ggf. Bronchialsekret absaugen
- Ggf. Pat. zum Absaugen anleiten
- Pat./Angehörige vor Entlassung mit tgl. durchzuführender Tracheostoma- und Kanülenpflege vertraut machen
- Pat. im Umgang mit Geräten und Hilfsmitteln anleiten (Duschschutz)
- Kommunikation des Pat.:
  - Sprechübungen nach Anleitung durch Logopäden fortsetzen
  - Ggf. Pat. im Umgang mit elektronischer Sprechhilfe schulen
  - Zeichensprache einüben
  - Schreibtafel, Papier, Stifte bereitlegen
- Ggf. Kontakt zu Selbsthilfegruppen vermitteln
- Ggf. Sozialarbeiter informieren
- Bei Versorgung mit einer Trachealkanüle:
  - Geräte und Materialien vorführen
  - Schulung im Umgang mit Geräten und Material
  - Kanülenwechsel im angeordneten Intervall → nur durch Arzt oder speziell eingewiesenes Pflegepersonal
  - Beim Kanülenwechsel auf die Atmung achten
  - Unterschiedlich lange Kanülen abwechseln
  - Innenkanüle mehrmals tgl. herausnehmen und reinigen
  - Ersatzkanülen bereithalten
  - Pat. im Umgang mit Kanülen und Stoma schulen
  - Bei Dyspnoe Kanüle entfernen und ersetzen
- Bei Versorgung mit einer geblockten Trachealkanüle Pat. und Angehörige informieren über:
  - Atmung über Trachealkanüle
  - Ggf. Stimmverlust
  - Geschmacksbeeinträchtigung
  - Einschränkung des Geruchssinns
  - Fehlende Bauchpresse
- Bei geblockten Kanülen tgl. den Cuff-Druck kontrollieren

Erhöhte Erstickungsgefahr: Sekret und Blut können nicht ausgespuckt oder heruntergeschluckt werden → Gefahr, dass Sekretionen sich in der Kanüle festsetzen und das Lumen einengen oder verstopfen → Pat. engmaschig beobachten, bei plötzlich einsetzender Atemnot umgehend Sofortmaßnahmen einleiten: Absaugung oder Kanülenwechsel.

Ergebnisse prüfen

- Atmung
- Trachealsekret
- Speichel
- Wohlbefinden
- Tracheostoma
- Mund- und Nasenschleimhaut
- Verständnis, Compliance

Tremor

Rhythmisches, unwillkürliches Zittern der Extremitäten, des Kopfes oder des ganzen Körpers; weiterführende Stichworte: ➢ Abhängigkeit, Bewegungseinschränkung, Gelenksteifigkeit, Parkinsonsyndrom, Schmerzen, Spastik, Sturzprophylaxe

Informationen sammeln

- Seit wann besteht ein Tremor?
- In welchen Situationen tritt der Tremor auf?
- Ist die Ursache bekannt?
- Erscheinungsform?
  - Ruhetremor?
  - Bewegungstremor?
  - Intentionstremor?
  - Isometrischer Tremor?
  - Haltetremor?
  - Aufgabenspezifischer Tremor?
- Tritt der Tremor isoliert auf (essenzieller Tremor)?
- Ist er Symptom einer anderen Erkrankung, z. B. Parkinsontremor?

Ursachen
- Physiologisch?
- Genetische Disposition?
- Toxisch?
- Psychogen?
- Zerebral?
- Metabolisch?
- Traumatisch?
- Medikamentös?
- Alkohol- oder Drogenentzug?

Probleme
- Betroffene Körperpartien?
  - Extremitäten?
  - Kopf?
  - Rumpf?
- Tremorfrequenz?
- Tremorstärke?
- Koordinationsstörungen?
- Gangstörungen?
- Sturzgefahr?
- Psychische Belastung?
- Soziale Stigmatisierung/Isolierung?
- Schmerzen?

Ressourcen
- Pat. ist mobil
- Pat. kann tgl. Verrichtungen selbstständig ausführen
- Pat. hat keine darüber hinausgehende neurologische Symptomatik
- Kausale Behandlung des Tremors möglich
- Guter AZ/EZ
- Pat. hat stabiles soziales Umfeld
- Sonstige

Ziele festlegen

- Pat. hat keinen Tremor mehr
- Pat. hat gelernt, mit seinem Tremor umzugehen
- Pat. kennt Bewegungs- und Koordinationsübungen und führt diese selbstständig durch

- Pat. kennt mögliche Hilfsmittel und setzt diese gezielt ein
- Pat. kennt Entspannungstechniken und wendet diese an
- Selbstständigkeit des Pat. so weit wie möglich erhalten
- Pat. ist gesellschaftlich nicht isoliert
- Pat. ist schmerzfrei

Maßnahmen planen

- Medikamente nach Anordnung
- Bewegungsübungen zur Verbesserung der Bewegungsabläufe
- Motivation zur Durchführung der Bewegungs- und Koordinationsübungen
- Unterstützung bei den tgl. Verrichtungen, wenn nötig
- Ggf. Sturzprophylaxe
- Pat. über mögliche Hilfsmittel aufklären, z. B. spezielles Essbesteck
- Psychische Unterstützung
- Gesprächsbereitschaft signalisieren
- Pat. ermuntern, Geduld mit sich zu haben
- Pat. unterschiedliche Entspannungstechniken zeigen und einüben
- Ggf. Kontakt zu Selbsthilfegruppen vermitteln

Ergebnisse prüfen

- Koordination
- Beweglichkeit
- Gangbild
- Wohlbefinden
- Soziale Kontakte
- Krankheitsverständnis, Compliance

Übelkeit

Befindlichkeitsstörung mit „flauem Gefühl" in der Magengegend und Brechreiz; syn. Nausea; Erbrechen; weiterführende Stichworte: ➤ *Appetitlosigkeit, Bauchschmerzen, Dehydratationsprophylaxe, Erbrechen, Flüssigkeitsbilanzierung, Kopfschmerzen, Schmerzen, Sturzprophylaxe*

Informationen sammeln

- Seit wann besteht Übelkeit?
- Wie oft verspürt Pat. Übelkeit?
- Was verschafft Pat. Linderung?
- Nimmt Pat. Medikamente ein?

Ursachen

- Vergiftungszeichen?
  - Verdorbene Lebensmittel?
  - Giftstoffe?
  - Alkohol?
- Narkosenachwirkungen?
- Reaktion auf Medikamente?
  - Diuretika?
  - Antibiotika?
  - Glukokortikoide?
  - Zytostatika?
- Krebstherapie?
- Erkrankung der Bauchorgane?
- Herzerkrankung?
- Stoffwechselerkrankung?
- (Früh-)Schwangerschaft?
- Neurologische Erkrankung?
- Allergien?
- Reaktion auf:
  - Große Angst?
  - Ekel?
  - Schmerzen?
- Sonstige?

Probleme

- Wo ist das Gefühl lokalisiert?
  - Im Schlund?
  - In der Magengegend?
  - Im ganzen Bauchraum?
- Blässe?
- Kalte, feuchte Haut?
- Vermehrter Speichelfluss?
- Schwindel?
- Lähmungen?
- Kopfschmerzen?
- Nackensteifigkeit?
- Diarrhö?
- Obstipation (Ileus)?
- Pulsfrequenz?
- Blutdruck?
- Temperatur?
- Sonstige?

Ressourcen

- Pat. hat keine weiteren Erkrankungen
- Guter AZ/EZ
- Hausmittel verschaffen Linderung
- Angehörige/Freunde unterstützen den Pat.

Ziele festlegen

- Ausreichende Versorgung des Pat. mit Nährstoffen, Elektrolyten und Flüssigkeit ist gesichert
- Wohlbefinden des Pat. wiederhergestellt

- Pat. nimmt am gesellschaftlichen Leben teil
- Pat. hat sein Lebensweise umgestellt und auslösende Faktoren minimiert

Maßnahmen planen

- Pflege entsprechend der Grunderkrankung
- Ggf. Unterstützung bei der Körperpflege
- Nahrungskarenz (Vorsicht bei Diabetikern!) oder Tee und Zwieback
- Medikamente nach Anordnung
- Antiemetika vor der Mahlzeit verabreichen
- Individuell unbekömmliche und unbeliebte Speisen ausschließen
- Wunschkost anbieten
- Starke Gerüche vermeiden
- Frischluft beim Essen
- Gewichtskontrolle
- Flüssigkeitsbilanz
- Dehydrationsprophylaxe
- Sturzprophylaxe

Ergebnisse prüfen

- Vitalzeichen
- Übelkeit
- Gewicht
- Ernährungsprotokoll
- Flüssigkeitsbilanz
- Wohlbefinden
- Verständnis, Compliance

Ulcus cruris venosum

Unterschenkelgeschwür; syn. offenes Bein; weiterführende Stichworte: ➤ Bewegungseinschränkung, Dehydratationsprophylaxe, Durchblutungsstörungen periphere arterielle (pAVK), Durchblutungsstörungen periphere venöse, Flüssigkeitsbilanzierung, Haut trockene, Infektion lokale, Juckreiz, Ödem, Schmerzen, Thrombose, Varikosis, Wunden chronische

Informationen sammeln

- Seit wann hat Pat. Ulcus cruris?
- Wo?
  - Rechts oder links?
  - Knöchel, Schienbein, Innenseite?
  - Ferse, Zehen?
- Wie wird das Ulkus behandelt?
- Wurden bereits weitere Behandlungsmethoden angewendet?
- Bestehen Allergien gegen einzelne Verbandsmaterialien?
- Hat Pat. bereits abgeheilte Ulcus cruris?

Ursachen
- Arteriell bedingt, z. B. periphere arterielle Verschlusskrankheit?
- Venös bedingt, z. B. Zustand nach Beinvenenthrombose?
- Sonstige?

Probleme
- Fehlende Fußpulse?
- Unterschenkelödem?
- Stauungsdermatose?
- Schweregefühl im betroffenen Bein?
- Schmerzen im betroffenen Bein?
- Hautprobleme, z. B.:
  - Dünn?
  - Stauungsflecken?
  - Pigmentierung (braun, gelb)?
  - Pergamentartig?
  - Kühl?
  - Leicht verletzbar?
  - Harte, rote, schmerzhafte Platten?
  - Nässende Stellen?
- Wunde?
- Wundgeruch?
- Eingeschränkte Mobilität?
- Sozialkontakte?
- Selbstmanagementfähigkeiten?
- Gewicht?
- Sonstige?

Ressourcen
- Guter AZ/EZ
- Keine zusätzlichen Erkrankungen
- Pat. hat Normalgewicht
- Pat. kann sich bewegen
- Pat. hat keine Schmerzen
- Sonstige

Ziele festlegen

- Weitere Hautschäden (Infekte) sind vermieden, wundumgebende Haut ist intakt und geschmeidig
- Wundheilung
- Pat. trinkt ca. … ml Flüssigkeit pro Tag

- Bei venöser Insuffizienz: der venöse Rückstrom ist gefördert (Pat. bewegt sich regelmäßig, trägt regelmäßig Kompressionsstrümpfe)
- Pat. kennt krankheitsverursachende Faktoren und beachtet in seinem Alltag allgemeine Maßnahmen zur Förderung des venösen Rückstroms
- Pat. manipuliert nicht an den Wunden
- Pat. hat Schmerzen von nicht mehr als 3/10 analog der Numerischen Rangskala

Maßnahmen planen

- Anwendung des Expertenstandards „Pflege von Menschen mit chronischen Wunden"
- Phasengerechte Wundversorgung nach Standard (Anordnung, ggf. Wundexperten hinzuziehen)
- Moderne Verbandsmaterialien verwenden, z. B. Hydrokolloide Verbände
- Kompressionsmaßnahmen: Kompressionsverband oder -strümpfe → keine Kompression bei arteriell bedingtem Ulkus!
- Beine hochlagern → keine Hochlagerung bei arteriell bedingtem Ulkus!
- Bewegungsübungen durchführen lassen
- Hautpflege
- Kalte Beingüsse
- Beratungsgespräche über:
  - Zusammenhang zwischen Venen-Muskel-Pumpe und Ulkus
  - Bedeutung dauerhafter Kompression und Gefäßtraining
  - Bedeutung von Exsudat bei der „feuchten Wundbehandlung"
  - Alltagstaugliche, allgemeine Maßnahmen zur Förderung des venösen Rückstroms
  - Fußgymnastik
  - Geeignetes Schuhwerk
  - Hygienischen Verbandswechsel (wenn nötig steril)
  - Hohen Stellenwert von Bewegung, z. B. regelmäßige Spaziergänge
  - Vermeiden von schwerem Heben oder Tragen
  - Vermeiden direkter Wärme, z. B. Sauna, Sonnenbäder
  - „S-L-Regel": Sitzen und Stehen sind schlecht, Laufen und Liegen sind förderlich
  - Selbsthilfegruppen
- Maßnahmen zur Stärkung des Immunsystems
- Flüssigkeitsbilanz
- Dehydratationsprophylaxe
- Ggf. Ernährungsberatung
- Schmerzen nach Anordnung therapieren

Ergebnisse prüfen

- Schmerzen
- Beweglichkeit
- Kompression
- Flüssigkeitsbilanz
- Gang
- Haut
- Wundprotokoll
- Krankheitsverständnis, Compliance

Urtikaria

Aus Quaddeln bestehendes Exanthem; syn. Nesselsucht; weiterführende Stichworte: ➤ Allergie/allergische Reaktion, Ekzem, Haut trockene, Juckreiz, Ödem, Kopfschmerzen

Informationen sammeln

- Wo befinden sich die Quaddeln?
- Seit wann bestehen die Quaddeln/die Reaktionen?
- Plötzlicher oder schleichender Beginn?
- Ist sie schon häufiger aufgetreten?
- Wenn ja, wie hat Pat. sie vorher behandelt?
- Nimmt der Pat. Medikamente, Salben oder Hausmittel dagegen ein?

Ursachen

- Allergische Reaktion auf:
  - Nahrungsmittel?
  - Genussmittel?
  - Arzneimittel?
  - Insektenstich?
- Physikalische Einflüsse, z. B.:
  - Kälte?
  - Wärme?
  - Licht?
  - Druck?
  - Kontakt?
- Lupus erythematodes?
- Bei Anstrengung, z. B.:
  - Stress?
  - Temperaturerhöhung?
- Nichtallergische Reaktionen auf:
  - Medikamente?
  - Kosmetika?
  - Farbstoffe?
- Sonstige?

Probleme

- Ausdehnung?
- Rötung?
- Juckreiz?
- Schwellung?
- Ödem?
- Gesichtsschwellung?
- Kopfschmerzen?
- Puls?
- Blutdruck?
- Temperatur?
- Schockzeichen?
- Sonstige?

Ressourcen

- Ursache/Allergen ist bekannt und kann vermieden werden
- Quaddeln sind lokal begrenzt
- Pat. hat keine Schmerzen
- Guter AZ/EZ
- Keine weiteren Erkrankungen
- Pat. ist orientiert
- Sonstige

Ziele festlegen

- Pat. ist mit einer Desensibilisierung einverstanden
- Pat. vermeidet Kontakt mit auslösenden Stoffen

- Kreislauf ist stabil
- Pat. hat beschwerdefreie, als ausreichend erlebte Atmung
- Pat. hat eine ausgewogene Flüssigkeitsbilanz
- Pat. kratzt die Quaddeln nicht auf
- Infekt der defekten Haut ist vermieden

Maßnahmen planen

- Unterstützen bei Allergietest und/oder Suchdiät
- Allergietagebuch führen
- Medikamente nach Anordnung
- Kühlende Gele
- Raumtemperatur nicht über 21 °C
- Juckreizstillende Maßnahmen
- Entspannungstechniken anbieten
- Kontakt zur Ernährungsberatung herstellen
- Pat. über Sozialdienst Umschulung anbieten
- Ggf. Psychotherapie
- Kontakt zu Selbsthilfegruppen anbieten

Ergebnisse prüfen

- Haut
- Vitalzeichen
- Atmung
- Wohlbefinden
- Krankheitsverständnis, Compliance

Varikosis

Ausgedehnte Krampfadern an den Beinen; syn. Krampfaderleiden; weiterführende Stichworte: ➤ Bewegungseinschränkung, Dehydratationsprophylaxe, Durchblutungsstörungen periphere venöse, Haut trockene, Ödem, Schmerzen, Sensibilitätsstörungen, Thrombose, Thromboseprophylaxe, Ulcus cruris venosum

Informationen sammeln

- Seit wann bestehen Varizen?
- Welche Symptome zeigen sich?
- Sind bereits Varizen entfernt worden?
- Wie ist die Hautbeschaffenheit insgesamt?
- Gewicht des Pat.? Lebensweise? Bewegt er sich ausreichend? Nikotinabusus?

Probleme

- Wo?
  - Oberflächlich?
  - Subkutan?
  - Innenseite von Ober- und Unterschenkel?
  - Rück- und Außenseite der Unterschenkel?
- Welche Art?
  - Besenreiservarizen?
  - Retikuläre Varizen?
  - Seitenastvarizen?
  - Stammvarizen?
- Schwellung?
- Schwere- und Spannungsgefühl?
- Schmerzen?
- Nächtliche Muskelkrämpfe?
- Hautveränderungen?
- Komplikationen?
  - Thrombophlebitis?
  - Blutung aus geplatzten Varizen?
  - Ulcus cruris?
- Juckreiz?
- Umschriebene Schmerzen?
- Ödeme?
- Gewicht?
- Sonstige?

Ressourcen

- Pat. hat keine venösen Rückflussstörungen
- Haut des Pat. ist intakt
- Keine weiteren Erkrankungen
- Guter AZ/EZ
- Sonstige

Ziele festlegen

- Pat. erleidet keine Thrombose
- Pat. trinkt ca. … ml Flüssigkeit pro Tag
- Pat. bewegt sich regelmäßig
- Venöser Rückfluss ist gesteigert
- Weiteren Gefäßwandschäden ist vorgebeugt

- Pat. kennt Bedeutung der Kompression und trägt regelmäßig Kompressionsstrümpfe

Maßnahmen planen

- Pflege entsprechend der Grunderkrankung
- Kompressionsstrümpfe, vorher ausmessen und anpassen (jedes Bein messen!)
- Beim Sitzen Beine hochlegen
- Bewegungsübungen und Gefäßtraining
- Ggf. Ernährungsberatung anbieten
- Dehydratationsprophylaxe
- Ggf. Kontakt zu Selbsthilfegruppen herstellen
- Beratungsgespräche über:
  - Frühzeitiges Tragen von Kompressionsstrümpfen
  - Vermeiden von langem Stehen und Sitzen
  - Hochlegen der Beine beim Sitzen
  - Gymnastik zur Förderung des Rückstroms
  - Vermeiden direkter Wärme, z. B. Sonne, Sauna
  - Vermeiden von schwerem Heben und Tragen
  - Nikotinentwöhnung
  - Ggf. Gewichtsreduktion, Ernährungsberatung

Ergebnisse prüfen

- Kompression
- Haut
- Bewegung
- Flüssigkeitsbilanz
- Wohlbefinden
- Krankheitsverständnis, Compliance

Venenkatheter, peripherer

Intravenöser Zugang meist am Arm, um Infusionen oder Transfusionen zu verabreichen; weiterführende Stichworte: ➤ *Flüssigkeitsbilanzierung, Infektion lokale, Infusion*

Informationen sammeln

- Seit wann liegt der Venenkatheter?
- Was für ein Zugang liegt?
  - Butterfly?
  - Braunüle?
  - Midline-Katheter?
- Wo liegt der Zugang?
  - Ellenbeuge?
  - Handrücken?
  - Welche Körperseite?
- Indikation?
- Was wird über den Zugang verabreicht?

Probleme

- Puls?
- Blutdruck?
- Temperatur?
- Entzündungszeichen?
- Paravasat?
- Schmerzen im Bereich der Einstichstelle?
- Orientierung?
- Fühlt sich Pat. einschränkt?
- Sonstige?

Ressourcen

- Pat. ist orientiert und versteht Bedeutung des peripheren Zugangs
- Keine Entzündungen liegen vor
- Zugang liegt nur kurze Zeit
- Guter AZ/EZ
- Sonstige

Ziele festlegen

- Infektionen vermeiden
- Pat. toleriert den Zugang und fühlt sich nicht mehr als nötig in der Bewegungsfreiheit eingeschränkt
- Infusionstherapie gelingt ohne Probleme
- Pat. meldet sich bei Schmerzen an der Eintrittspforte

Maßnahmen planen

- Pflege entsprechend der Grunderkrankung
- Ggf. Hilfe bei den tgl. Verrichtungen
- Bei Bettlägerigkeit alle Prophylaxen
- Flüssigkeitsbilanz
- Vor jeder Manipulation: hygienische Händedesinfektion
- Aseptischer Verbandswechsel nach hausinternem Standard
- Vor Mobilisation sicherstellen, dass Verbindungsstücke, Dreiwegehahn und/oder Infusionen fest miteinander verschraubt sind
- Bakterienfilter patientennah anbringen
- Infusionszuleitungen mit allen Verbindungsstücken alle 24 Std. erneuern (nach hausinternem Standard)

- Infusionstherapie überwachen, Infusionsflasche rechtzeitig wechseln
- Infusionsleitungen immer entlüften
- Mobile Pat. im Umgang mit Infusionsständer anleiten, Achtung: Sturzgefahr
- Pat. bitten, sich zu melden, wenn Infusionsflasche leer wird
- Eintrittsstelle tgl. begutachten (z. B. mit transparenten Verbänden arbeiten)
- Pat. nach Schmerzen befragen

Ergebnisse prüfen

- Vitalzeichen
- Schmerzen
- Haut
- Allergische Reaktionen
- Ödeme
- Paravasat
- Hautturgor
- Verband
- Wohlbefinden
- Verständnis, Compliance

Venenkatheter, zentraler (ZVK)

Katheter, der bevorzugt über die Vena jugularis interna oder die Vena subclavia bis vor den rechten Vorhof des Herzens geschoben wird und zur Gabe hochkonzentrierter Infusionslösungen oder Transfusionen und zur Messung des zentralen Venendrucks (ZVD) geeignet ist; weiterführende Stichworte: *➢ Flüssigkeitsbilanzierung, Infektion lokale, Infusion*

Informationen sammeln

- Seit wann liegt der zentrale Venenkatheter (ZVK)?
- Wo liegt der Zugang?
  - Vena jugularis externa oder interna?
  - Vena subclavia?
  - Vena cava?
  - Vena basilica?
  - Vena cephalica?
  - Port?

Probleme
- Wie sieht die Einstichstelle aus?
- Hat der Pat. Schmerzen?
- Ist er in seiner Beweglichkeit eingeschränkt?
- Ist der Venenkatheter gut fixiert?
- Puls?
- Blutdruck?
- Temperatur?
- Entzündungszeichen?
- Schmerzen im Bereich der Einstichstelle?
- Orientierung des Pat.?
- Was wird über den Katheter verabreicht?
- Wie viele Schenkel/Lumen hat der Katheter?
- Sonstiges?

Ressourcen
- Pat. ist orientiert und versteht die Notwendigkeit
- Es liegen keine Entzündungen vor
- Zentraler Zugang liegt nur kurze Zeit
- Guter AZ/EZ
- Sonstige

Ziele festlegen

- Komplikationen sind vermieden
- Pat. ist informiert und toleriert den Gefäßzugang
- Pat. meldet sich z. B. bei Schmerzen
- Pat. meldet sich, wenn die Infusion fast leer ist
- Pat. über Infusionspumpe informieren

Maßnahmen planen

- Pflege entsprechend der Grunderkrankung
- Ggf. Hilfe bei tgl. Verrichtungen
- Bei Bettlägerigkeit alle Prophylaxen
- Flüssigkeitsbilanz
- Vor jeder Manipulation: hygienische Händedesinfektion

- ZVK möglichst nicht abklemmen oder abstöpseln
- Aseptischer Verbandswechsel nach hausinternem Standard
- Vor Mobilisation sicherstellen, dass Verbindungsstücke, Dreiwegehahn und/oder Infusionen fest miteinander verschraubt sind
- Bakterienfilter patientennah anbringen
- Infusionszuleitungen mit allen Verbindungsstücken alle 24–48 Std. erneuern (nach hausinternem Standard)
- Infusionen wechseln, wenn Infusionsflasche leer ist und der Spiegel in der Tropfkammer noch besteht
- Infusionsleitungen immer entlüften
- Mobile Pat. im Umgang mit Infusionsständer anleiten, Achtung: Sturzgefahr
- Einstichstelle tgl. kontrollieren (transparenter Verband!)

Ergebnisse prüfen

- Vitalzeichen
- Atmung
- Haut
- Allergische Reaktionen
- Schmerzen
- Ödeme
- Hautturgor
- Verband
- Wohlbefinden
- Verständnis, Compliance

Ventilationsstörungen

Störungen der Atmung mit Verminderung oder Vermehrung der Ventilation; weiterführende Stichworte: ➢ *Asthma bronchiale, Bronchitis, Chronisch obstruktive Lungenerkrankung (COPD), Drainage, Flüssigkeitsbilanzierung, Herzinsuffizienz, Husten, Hyperventilation, Immobilität, Koronare Herzkrankheit (KHK), Ödem, Pneumonie, Pneumonieprophylaxe, Schmerzen, Tracheostoma*

Informationen sammeln

- Seit wann hat der Pat. Ventilationsstörungen?
- Hat Pat. erstmalig Ventilationsstörungen?
- Wenn nein, wie sind die Ventilationsstörungen vorher behandelt worden?
- Nimmt der Pat. Medikamente ein? Inhaliert er, macht Atemübungen?
- Ist eine Lungenerkrankung bekannt?
- Sonstige?

Ursachen

- Schmerzen?
- Lungenerkrankungen?
- Lungenverletzungen?
- Erschöpfungszustände?
- Herzerkrankungen?
- Neurologische Erkrankungen?
- Bewusstseinsveränderungen?

Probleme

- Atmung?
- Husten?
- Sputum?
- Tracheostoma?
- Temperatur?
- Hautfarbe?
- Puls?
- Blutdruck?
- Unruhe?
- Angst?
- Somnolenz?
- Schmerzen?
- Dyspnoe?
- Erschöpfung?
- Gewicht?
- Sonstige?

Ressourcen

- Pat. führt selbstständig Atemübungen durch
- Pat. hustet selbstständig ab
- Pat. hat Strategien/Medikamente, wenn Ventilationsstörungen auftreten
- Guter AZ/EZ
- Pat. hat gesunde Lebensführung, z. B. ausreichend Bewegung, Ernährung, Vermeidung von Giftstoffen wie Nikotin
- Sonstige

Ziele festlegen

- Pat. atmet frei
- Der Organismus des Pat. wird ausreichend mit O_2 versorgt
- Pat. hat keine Schmerzen

Maßnahmen planen

- Pflege entsprechend der Grunderkrankung
- Bei Bettlägerigkeit alle Prophylaxen
- Sonst Pneumonieprophylaxe, z. B. VATI-Lagerung
- Flüssigkeitsbilanz
- Bauchatmung empfehlen
- Nasenatmung empfehlen
- Pat. dazu auffordern, den Oberkörper aufrecht und frei beweglich zu halten
- Keine einengende Kleidung
- Atemerleichternde Maßnahmen:
  - Oberkörperhochlagerung
  - Kutschersitz
  - Vibrationsbehandlung nach Anordnung
  - Einreibungen mit ätherischen Ölen → Vorsicht allergische Reaktionen möglich
- Unterstützen beim Abhusten
- Sekretlösende Maßnahmen
- Inhalation nach Anordnung
- Ggf. Schmerzmittel bei Bedarf
- Atemgymnastik durchführen lassen:
  - RC-Cornet
  - IPPB-Gerät
- Gewichtsnormalisierung
- Angemessene, vollwertige Kost
- Ausreichend zu trinken anbieten (… Liter pro Tag)
- Entspannungstechniken einüben lassen
- Atemstimulierende Einreibung anbieten (zur Beruhigung und Belüftung der Lungen)
- Förderung der Thoraxbeweglichkeit
- Lungensportgruppe empfehlen
- Dazu raten, trockene, schadstoffbelastete Luft und Kälte zu meiden
- Beratung zur Lebensführung, z. B. Nichtraucherkurs
- Kontakt zu Selbsthilfegruppen herstellen

Bei Pat. mit Lungenemphysem kein Ausatmen gegen Widerstand üben. Keine Vibrationsbehandlung bei Pat. mit Schädel-Hirn-Trauma, Herzinfarkt, Lungenembolie, Phlebothrombose, erhöhter Blutungsneigung, Osteoporose, Frakturen und Tumoren besonders im Bereich von Thorax, Abdomen und Wirbelsäule.

Ergebnisse prüfen

- Atmung
- Vitalfunktionen
- Gewicht
- Wohlbefinden
- Krankheitsverständnis, Compliance

Wunde, akute

Akute Wunden entstehen v. a. durch Trauma (z. B. OP-Wunde, Schnittverletzung) und heilen in der Regel komplikationslos; weiterführende Stichworte: ➢ *Bewegungseinschränkung, Drainage, Schmerzen, Sensibilitätsstörungen*

Informationen sammeln

- Seit wann hat Pat. die Wunde?
- Größe?
- Tiefe?
- Lokalisation?
- Art der Wundbehandlung?
  - Offen?
  - Geschlossen?
- Welche Wundauflage?
- Spezielle Wundabdeckung?

Probleme
- Welche Art von Wunde?
- Woher stammt die Wunde
- Wunde?
  - Mit Naht?
  - Ohne Naht?
  - Geklammert?
- Drainage?
- Wundheilungsstörungen?
- Granulation?
- Wundränder?
- Sekretion?
- Stoffwechselstörungen?
- Septisch?
- AZ?
- Entzündungszeichen?
- Tetanusimpfschutz?
- Schmerzen?
- Sonstige?

Ressourcen
- Wunde ist nicht infiziert
- Pat. hat keine Immunschwäche
- Haut ist ansonsten intakt
- Guter AZ/EZ
- Pat. ist informiert und meldet sich bei Unregelmäßigkeiten
- Sonstige

Ziele festlegen

- Narbenbildung ist minimal
- Struktur und Funktion der Haut sind wiederhergestellt
- Pat. erhält 1,25–1,5 g Eiweiß pro kg/Körpergewicht/pro Tag
- Wundgebiet ist komplett und ständig frei von Druck
- Pat. hat Schmerzen von nicht mehr als 3/10 analog der Numerischen Rangskala
- Komplikationen sind vermieden (z. B. Wundheilungsstörungen)

Maßnahmen planen

- Konsequente Druckentlastung der Wunde
- Auf verbale und nonverbale Schmerzäußerungen achten

- Eiweißreiche Kost
- Ggf. Zink, Selen und Vitamine nach Anordnung
- Steriler Verbandswechsel nach Anordnung/Standard
- Hydrokolloid-/Hydrogelverband anpassen
- Wundreinigung von innen nach außen
- Medikamente nach Anordnung
- Verband soll die Beweglichkeit nicht einschränken
- Lagerung
- Schmerzmanagement anwenden
- Regelmäßige Wundkontrolle, tgl. oder nach hausinternem Standard, Verbandskontrolle
- Regelmäßige Dokumentation, einschließlich Fotodokumentation

Ergebnisse prüfen

- Wunde
- Haut
- Vitalzeichen
- Flüssigkeitsbilanz
- Ernährungsprotokoll
- Wohlbefinden
- Schmerzen
- Krankheitsverständnis, Compliance

Wunde, chronische

Chronische Wunden entstehen infolge von schlechten Heilungsbedingungen, z. B. Durchblutungsstörungen oder Infektionen; weiterführende Stichworte: ➢ Bewegungseinschränkung, Dekubitus, Durchblutungsstörungen periphere arterielle (pAVK), Durchblutungsstörungen periphere venöse, Ekzem, Haut trockene, Immundefekt, Infektion lokale, Juckreiz, MRSA, Ödem, Schmerzen, Sensibilitätsstörungen, Sepsis, Ulcus cruris venosum

Informationen sammeln

- Seit wann hat Pat. die Wunde?
- Wie wurde Wunde vorher therapiert?
- Ist die Wunde infiziert?
  - Wenn ja, welcher Erreger ist in der Wunde?
  - Ist der Erreger resistent gegen Antibiotika?
- Ist die Wunde nekrotisch?
  - Ist bereits Gewebe abgetragen worden?
  - Ist die Nekrose fortschreitend?

Probleme

- Lokalisation?
- Art der Wunde?
- Größe?
- Tiefe?
- Sekretion?
- Geruch?
- Wundränder?
  - Spannung?
  - Aufgeplatzt?
  - Nekrosen?
- Entzündungszeichen?
  - Schmerzen?
  - Rötung?
  - Schwellung?
  - Überwärmung?
  - Funktionsstörung?
- Fieber?
- Puls?
- Blutdruck?
- Tetanusimpfschutz?
- Schmerzen?
- Sonstige?

Ressourcen

- Restliche Haut ist intakt
- Erreger ist lokal begrenzt
- Pat. hat keine weiteren Entzündungsherde
- Guter AZ/EZ
- Pat. hat keine Schmerzen
- Sonstige

Ziele festlegen

- Sekretabfluss ist gewährleistet
- Keimreduktion ist erfolgt
- Komplikationen sind vermieden
  - Verschleppung der Keime ist verhindert

- Infektion einer trockenen Nekrose ist verhindert
  - Sepsis bei feuchtem Defekt ist vermieden
- Struktur und Funktion sind wiederhergestellt
- Komplikationen sind vermieden, z. B. Ausbreitung der Infektion

Maßnahmen planen

- Versorgung der Wunde nach Rücksprache mit Arzt/Wundtherapeuten, z. B. Alginate, Silber-Aktivkohle, Vakuum-Versiegelung
- Wundreinigung von außen nach innen mit Ringerlösung, Desinfektion mit Octenisept
- Nässende Verbände häufig wechseln
- Hygieneregeln beachten
- Medikamente nach Anordnung
- Verband soll die Beweglichkeit möglichst nicht einschränken
- Ständige, komplette Druckentlastung
- Nekrose/Gangrän trocken halten
- Fiebersenkende Maßnahmen nach Anordnung
- Auf ausreichende Flüssigkeitszufuhr achten
- Auf ausgewogene, vitaminreiche Ernährung achten
- Flüssigkeitsbilanz
- Regelmäßige Wundkontrolle
- Regelmäßige Dokumentation, einschließlich Fotodokumentation

Eine feuchte Gangrän (Nekrose aufgrund von Minderdurchblutung) ist lebensbedrohlich für den Pat. Es droht eine Ausbreitung der Infektion bis hin zur Sepsis.

Ergebnisse prüfen

- Wunde
- Haut
- Temperatur
- Schmerzen
- Ernährung
- Wohlbefinden
- Krankheitsverständnis, Compliance

Zystitis

Entzündung der Harnblase; syn. Blasenentzündung; weiterführende Stichworte: ➤ *Bauchschmerzen, Dysurie, Enuresis nocturno, Fieber, Flüssigkeitsbilanzierung, Hämaturie, Harninkontinenz, Harnwegsinfektion, Nykturie, Schmerzen, Zystitisprophylaxe*

Informationen sammeln

- Seit wann hat Pat. Zystitis?
- Hat Pat. erstmalig eine Zystitis?
- Wenn nein, wie wurden die vorherigen therapiert?
- Welche Antibiotika nimmt Pat. zur Therapie?
- Verwendet Pat. Hausmittel, z. B. Blasen- und Nierentee?

Ursachen

- Sitzen auf kühlem Boden?
- Abflusshindernisse?
- Reizblase?
- Diabetes mellitus?
- Hygieneverhalten?
- Blasenverweilkatheter?
- Sonstige?

Probleme

- Urin?
  - Menge?
  - Farbe?
- Häufiger Harndrang?
- Schmerzen beim Wasserlassen?
- Dysurie?
- Krampfartige Schmerzen über dem Schambein?
- Druckschmerz in der Blasenregion?
- Temperatur?
- Pulsfrequenz?
- Blutdruck?
- Wohlbefinden?
- Sonstige?

Ressourcen

- Erreger ist bekannt und nicht resistent
- Pat. trinkt ausreichend (mind. … Liter pro Tag)
- Pat. kann alleine auf die Toilette gehen
- Pat. hat keine weiteren Erkrankungen
- Pat. ist orientiert
- Pat. kann Hygienemaßnahmen selbstständig durchführen
- Guter AZ/EZ
- Sonstige

Ziele festlegen

- Urin ist keimfrei
- Aufsteigen der Infektion ist verhindert
- Pat. ist informiert und trinkt empfohlene Flüssigkeitsmenge
- Pat. hat Schmerzen von nicht mehr als 3/10 analog der Numerischen Rangskala
- Pat. übt Intimpflege richtig aus

Maßnahmen planen

- Temperaturkontrolle
- Medikamente nach Anordnung
- Viel zu trinken anbieten (2,5–3 Liter/Tag)
- Blasen- und Nierentee anbieten
- Lokale Wärmeanwendung
- Bei Harndrang sofort Blase entleeren lassen
- Informationsgespräch über Intimpflege (2-mal tgl., Auswahl der Kleidung und präventive Maßnahmen), Einmalwaschlappen, Handtuch tgl. wechseln
- Ggf. Bettruhe

Ergebnisse prüfen

- Urin
- Vitalwerte
- Schmerzen
- Krankheitsverständnis, Compliance

Zystitisprophylaxe

Maßnahmen, die einer Infektion der Harnblase vorbeugen; weiterführende Stichworte: ➤ *Bauchschmerzen, Dysurie, Enuresis nocturno, Fieber, Flüssigkeitsbilanzierung, Hämaturie, Harninkontinenz, Harnwegsinfektion, Nykturie, Schmerzen, Zystitis*

Informationen sammeln

Risikofaktoren für eine Zystitis
- Blasenkatheter?
- Zytostatika?
- Strahlentherapie?
- Pyelonephritis?
- Diabetes mellitus?
- Dehydratation?
- Stress?
- Östrogenbehandlung?
- Sonstige?

Probleme
- Urin?
  - Menge?
  - Farbe?
- Häufiger Harndrang?
- Schmerzen beim Wasserlassen?
- Dysurie?
- Krampfartige Schmerzen über dem Schambein?
- Druckschmerz in der Blasenregion?
- Temperatur?
- Pulsfrequenz?
- Blutdruck?
- Wohlbefinden?
- Sonstige?

Ressourcen
- Pat. trinkt ausreichend (… Liter pro Tag)
- Pat. verkühlt sich nicht
- Pat. kann alleine auf die Toilette gehen
- Pat. hat keine weiteren Erkrankungen
- Guter AZ/EZ
- Sonstige

Ziele festlegen

- Harnblase ist frei von krankheitsverursachenden Keimen
- Pat. ist über das Zystitisrisiko informiert und wendet prophylaktische Maßnahmen selbstständig an (nimmt ausreichend Flüssigkeit zu sich, Pat. übt Intimpflege richtig aus = eigentlich Maßnahmen!)
- Pat. kann Blase schmerzfrei entleeren

Maßnahmen planen

- Häufig warme Getränke anbieten (Trinkmenge … Liter/Tag)
- Zu angemessener Intimhygiene anleiten:
  - Keine hautreizenden Pflegemittel
  - Nach dem Stuhlgang immer von vorne nach hinten wischen, für jedes Wischen neues Toilettenpapier benutzen

- – Keine langen Bäder
  - – Einmalwaschlappen
  - – Handtücher regelmäßig wechseln
  - – Unter fließendem Wasser waschen/ oder Waschwasserwechsel immer für Intimbereich
- Angemessene Kleidung empfehlen
- Vermeiden von kalten Füßen und Zugluft
- Bei Blasenentleerungsstörung Einmalkatheter anwenden
- Pat. zum Selbstkatheterismus anleiten
- Flüssigkeitsbilanz
- Ggf. Entspannungsübungen einüben lassen
- Auf vitalstoffreiche ausgewogene Ernährung achten
- Ggf. Ernährungsberatung anbieten

Ergebnisse prüfen

- Harndrang
- Temperatur
- Schmerzen
- Wohlbefinden
- Verständnis, Compliance

Register